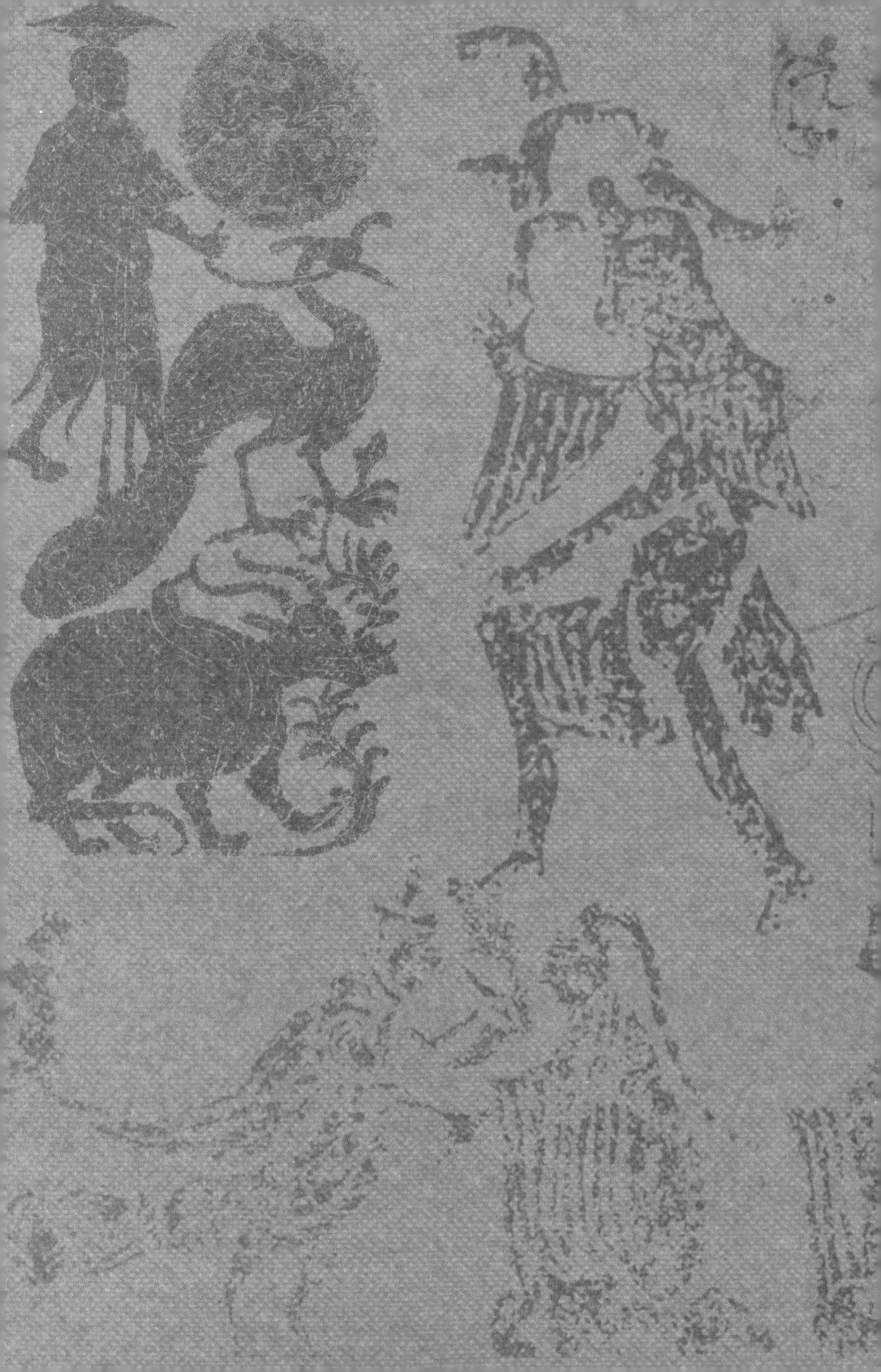

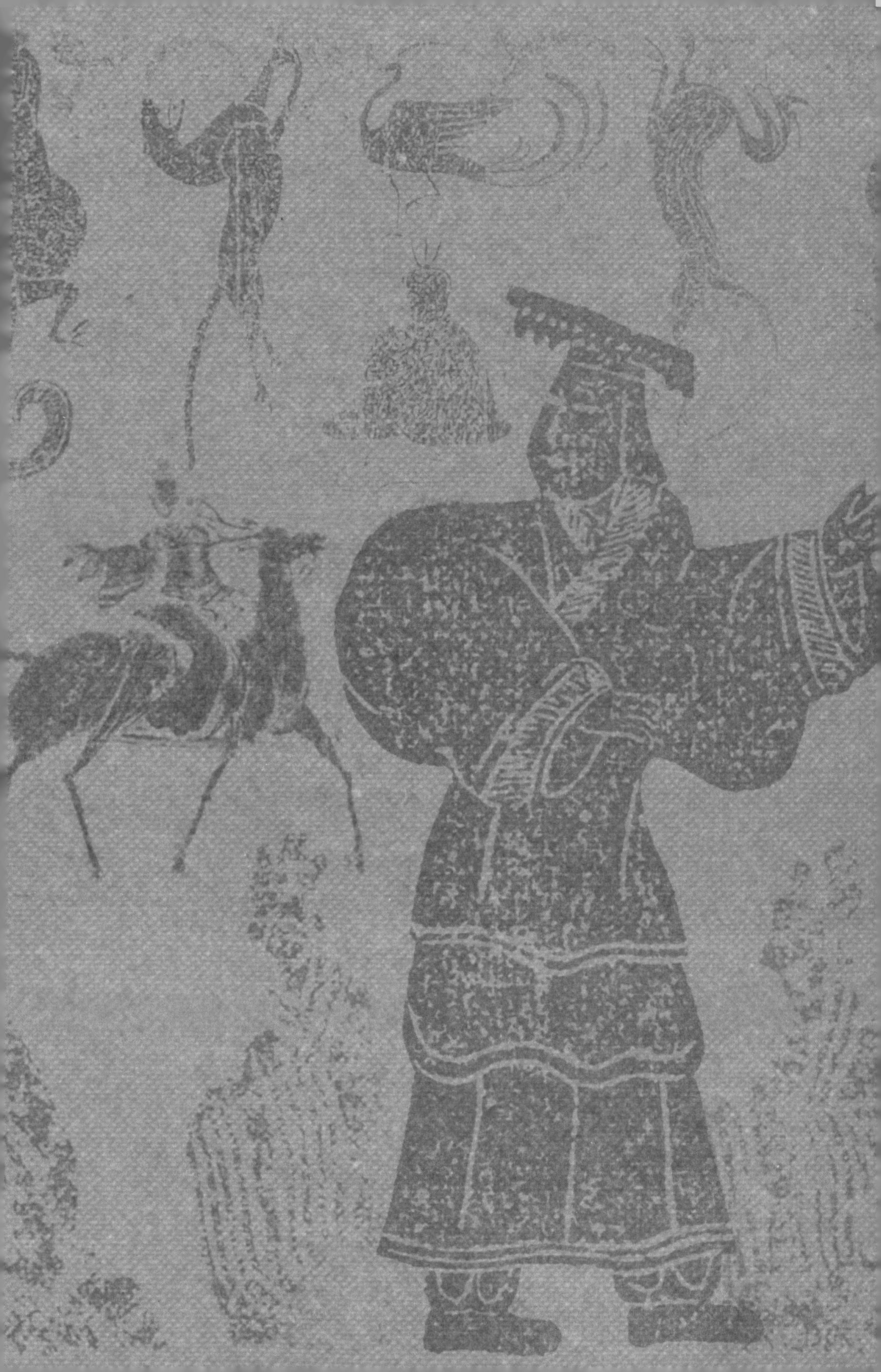

中国古医籍整理丛书

得心集医案

清·谢星焕　著

任娟莉　校注

中国中医药出版社

·北　京·

图书在版编目（CIP）数据

得心集医案/（清）谢星焕著；任娟莉校注．—北京：中国中医药出版社，2016.12

（中国古医籍整理丛书）

ISBN 978-7-5132-3554-9

Ⅰ.①得… Ⅱ.①谢… ②任 Ⅲ.①医案—汇编—中国—清代 Ⅳ.①R249.49

中国版本图书馆CIP数据核字（2016）第185476号

中国中医药出版社出版
北京市朝阳区北三环东路28号易亨大厦16层
邮政编码 100013
传真 010 64405750
保定市中画美凯印刷有限公司印刷
各地新华书店经销
*
开本 710×1000 1/16 印张 20 字数 168千字
2016年12月第1版 2016年12月第1次印刷
书 号 ISBN 978-7-5132-3554-9
*
定价 59.00元
网址 www.cptcm.com

如有印装质量问题请与本社出版部调换

社长热线 010 64405720
购书热线 010 64065415 010 64065413
微信服务号 zgzyycbs
书店网址 csln.net/qksd/
官方微博 http://e.weibo.com/cptcm
淘宝天猫网址 http://zgzyycbs.tmall.com

国家中医药管理局
中医药古籍保护与利用能力建设项目
组织工作委员会

主　任　委　员　王国强
副 主 任 委 员　王志勇　李大宁
执行主任委员　曹洪欣　苏钢强　王国辰　欧阳兵
执行副主任委员　李　昱　武　东　李秀明　张成博
委　　　　　员

各省市项目组分管领导和主要专家

（山东省）武继彪　欧阳兵　张成博　贾青顺
（江苏省）吴勉华　周仲瑛　段金廒　胡　烈
（上海市）张怀琼　季　光　严世芸　段逸山
（福建省）阮诗玮　陈立典　李灿东　纪立金
（浙江省）徐伟伟　范永升　柴可群　盛增秀
（陕西省）黄立勋　呼　燕　魏少阳　苏荣彪
（河南省）夏祖昌　刘文第　韩新峰　许敬生
（辽宁省）杨关林　康廷国　石　岩　李德新
（四川省）杨殿兴　梁繁荣　余曙光　张　毅

各项目组负责人

王振国（山东省）　王旭东（江苏省）　张如青（上海市）
李灿东（福建省）　陈勇毅（浙江省）　焦振廉（陕西省）
蔡永敏（河南省）　鞠宝兆（辽宁省）　和中浚（四川省）

项目专家组

顾　问　马继兴　张灿玾　李经纬

组　长　余瀛鳌

成　员　李致忠　钱超尘　段逸山　严世芸　鲁兆麟
郑金生　林端宜　欧阳兵　高文柱　柳长华
王振国　王旭东　崔　蒙　严季澜　黄龙祥
陈勇毅　张志清

项目办公室（组织工作委员会办公室）

主　任　王振国　王思成

副主任　王振宇　刘群峰　陈榕虎　杨振宁　朱毓梅
刘更生　华中健

成　员　陈丽娜　邱　岳　王　庆　王　鹏　王春燕
郭瑞华　宋咏梅　周　扬　范　磊　张永泰
罗海鹰　王　爽　王　捷　贺晓路　熊智波

秘　书　张丰聪

前 言

中医药古籍是传承中华优秀文化的重要载体，也是中医学传承数千年的知识宝库，凝聚着中华民族特有的精神价值、思维方法、生命理论和医疗经验，不仅对于传承中医学术具有重要的历史价值，更是现代中医药科技创新和学术进步的源头和根基。保护和利用好中医药古籍，是弘扬中国优秀传统文化、传承中医学术的必由之路，事关中医药事业发展全局。

1949 年以来，在政府的大力支持和推动下，开展了系统的中医药古籍整理研究。1958 年，国务院科学规划委员会古籍整理出版规划小组在北京成立，负责指导全国的古籍整理出版工作。1982 年，国务院古籍整理出版规划小组召开全国古籍整理出版规划会议，制定了《古籍整理出版规划（1982—1990）》，卫生部先后下达了两批 200 余种中医古籍整理任务，掀起了中医古籍整理研究的新高潮，对中医文化与学术的弘扬、传承和发展，发挥了极其重要的作用，产生了不可估量的深远影响。

2007 年《国务院办公厅关于进一步加强古籍保护工作的意见》明确提出进一步加强古籍整理、出版和研究利用，以及

"保护为主、抢救第一、合理利用、加强管理"的方针。2009年《国务院关于扶持和促进中医药事业发展的若干意见》指出，要"开展中医药古籍普查登记，建立综合信息数据库和珍贵古籍名录，加强整理、出版、研究和利用"。《中医药创新发展规划纲要（2006—2020）》强调继承与创新并重，推动中医药传承与创新发展。

2003~2010年，国家财政多次立项支持中国中医科学院开展针对性中医药古籍抢救保护工作，在中国中医科学院图书馆设立全国唯一的行业古籍保护中心，影印抢救濒危珍本、孤本中医古籍1640余种；整理发布《中国中医古籍总目》；遴选351种孤本收入《中医古籍孤本大全》影印出版；开展了海外中医古籍目录调研和孤本回归工作，收集了11个国家和2个地区137个图书馆的240余种书目，基本摸清流失海外的中医古籍现状，确定国内失传的中医药古籍共有220种，复制出版海外所藏中医药古籍133种。2010年，国家财政部、国家中医药管理局设立"中医药古籍保护与利用能力建设项目"，资助整理400余种中医药古籍，并着眼于加强中医药古籍保护和研究机构建设，培养中医古籍整理研究的后备人才，全面提高中医药古籍保护与利用能力。

在此，国家中医药管理局成立了中医药古籍保护和利用专家组和项目办公室，专家组负责项目指导、咨询、质量把关，项目办公室负责实施过程的统筹协调。专家组成员对古籍整理研究具有丰富的经验，有的专家从事古籍整理研究长达70余年，深知中医药古籍整理研究的重要性、艰巨性与复杂性，履行职责认真务实。专家组从书目确定、版本选择、点校、注释等各方面，为项目实施提供了强有力的专业指导。老一辈专家的学术水平和智慧，是项目成功的重要保证。项目承担单位山东中医药大学、南京中医药大学、上海中医药大学、福建中医药大学、浙江省中医药研究院、陕西省中医药研究院、河南省中医药研究院、辽宁中医药大学、成都中医药大学及所在省市中医药管理部门精心组织，充分发挥区域间互补协作的优势，并得到承担项目出版工作的中国中医药出版社大力配合，全面推进中医药古籍保护与利用网络体系的构建和人才队伍建设，使一批有志于中医学术传承与古籍整理工作的人才凝聚在一起，研究队伍日益壮大，研究水平不断提高。

本着"抢救、保护、发掘、利用"的理念，该项目重点选择近60年未曾出版的重要古医籍，综合考虑所选古籍的保护价值、学术价值和实用价值。400余种中医药古籍涵盖了医经、基础理论、诊法、伤寒金匮、温病、本草、方书、内科、外科、女科、儿科、伤科、眼科、咽喉口齿、针灸推拿、养生、医案医话医论、医史、临证综合等门类，跨越唐、宋、金元、明以迄清末。全部古籍均按照项目办公室组织完成的行业标准《中医古籍整理规范》及《中医药古籍整理细则》进行整理校注，绝大多数中医药古籍是第一次校注出版，一批孤本、稿本、抄本更是首次整理面世。对一些重要学术问题的研究成果，则集中收录于各书的"校注说明"或"校注后记"中。

"既出书又出人"是本项目追求的目标。近年来，中医药古籍整理工作形势严峻，老一辈逐渐退出，新一代普遍存在整理研究古籍的经验不足、专业思想不坚定等问题，使中医古籍整理面临人才流失严重、青黄不接的局面。通过本项目实施，搭建平台，完善机制，培养队伍，提升能力，经过近5年的建设，锻炼了一批优秀人才，老中青三代齐聚一堂，有效地稳定了研究队伍，为中医药古籍整理工作的开展和中医文化与学术的传承提供必备的知识和人才储备。

本项目的实施与《中国古医籍整理丛书》的出版，对于加强中医药古籍文献研究队伍建设、建立古籍研究平台，提高古籍整理水平均具有积极的推动作用，对弘扬我国优秀传统文化，推进中医药继承创新，进一步发挥中医药服务民众的养生保健与防病治病作用将产生深远影响。

第九届、第十届全国人大常委会副委员长许嘉璐先生，国家卫生计生委副主任、国家中医药管理局局长、中华中医药学会会长王国强先生，我国著名医史文献专家、中国中医科学院马继兴先生在百忙之中为丛书作序，我们深表敬意和感谢。

由于参与校注整理工作的人员较多，水平不一，诸多方面尚未臻完善，希望专家、读者不吝赐教。

国家中医药管理局中医药古籍保护与利用能力建设项目办公室

二〇一四年十二月

许 序

“中医”之名立，迄今不逾百年，所以冠以“中”字者，以别于“洋”与“西”也。慎思之，明辨之，斯名之出，无奈耳，或亦时人不甘泯没而特标其犹在之举也。

前此，祖传医术（今世方称为“学”）绵延数千载，救民无数；华夏屡遭时疫，皆仰之以度困厄。中华民族之未如印第安遭染殖民者所携疾病而族灭者，中医之功也。

医兴则国兴，国强则医强。百年运衰，岂但国土肢解，五千年文明亦不得全，非遭泯灭，即蒙冤扭曲。西方医学以其捷便速效，始则为传教之利器，继则以“科学”之冕畅行于中华。中医虽为内外所夹击，斥之为蒙昧，为伪医，然四亿同胞衣食不保，得获西医之益者甚寡，中医犹为人民之所赖。虽然，中国医学日益陵替，乃不可免，势使之然也。呜呼！覆巢之下安有完卵？

嗣后，国家新生，中医旋即得以重振，与西医并举，探寻结合之路。今也，中华诸多文化，自民俗、礼仪、工艺、戏曲、历史、文学，以至伦理、信仰，皆渐复起，中国医学之兴乃属必然。

迄今中医犹为国家医疗系统之辅，城市尤甚。何哉？盖一则西医赖声、光、电技术而于20世纪发展极速，中医则难见其进。二则国人惊羡西医之“立竿见影”，遂以为其事事胜于中医。然西医已自觉将入绝境：其若干医法正负效应相若，甚或负远逾于正；研究医理者，渐知人乃一整体，心、身非如中世纪所认定为二对立物，且人体亦非宇宙之中心，仅为其一小单位，与宇宙万象万物息息相关。认识至此，其已向中国医学之理念“靠拢”矣，虽彼未必知中国医学何如也。唯其不知中国医理何如，纯由其实践而有所悟，益以证中国之认识人体不为伪，亦不为玄虚。然国人知此趋向者，几人？

国医欲再现宋明清高峰，成国中主流医学，则一须继承，一须创新。继承则必深研原典，激清汰浊，复吸纳西医及我藏、蒙、维、回、苗、彝诸民族医术之精华；创新之道，在于今之科技，既用其器，亦参照其道，反思己之医理，审问之，笃行之，深化之，普及之，于普及中认知人体及环境古今之异，以建成当代国医理论。欲达于斯境，或需百年欤？予恐西医既已醒悟，若加力吸收中医精粹，促中医西医深度结合，形成21世纪之新医学，届时“制高点”将在何方？国人于此转折之机，能不忧虑而奋力乎？

予所谓深研之原典，非指一二习见之书、千古权威之作；就医界整体言之，所传所承自应为医籍之全部。盖后世名医所著，乃其秉诸前人所述，总结终生行医用药经验所得，自当已成今世、后世之要籍。

盛世修典，信然。盖典籍得修，方可言传言承。虽前此50余载已启医籍整理、出版之役，惜旋即中辍。阅20载再兴整理、出版之潮，世所罕见之要籍千余部陆续问世，洋洋大观。

今复有“中医药古籍保护与利用能力建设”之工程，集九省市专家，历经五载，董理出版自唐迄清医籍，都400余种，凡中医之基础医理、伤寒、温病及各科诊治、医案医话、推拿本草，俱涵盖之。

噫！璐既知此，能不胜其悦乎？汇集刻印医籍，自古有之，然孰与今世之盛且精也！自今而后，中国医家及患者，得览斯典，当于前人益敬而畏之矣。中华民族之屡经灾难而益蕃，乃至未来之永续，端赖之也，自今以往岂可不后出转精乎？典籍既蜂出矣，余则有望于来者。

谨序。

第九届、十届全国人大常委会副委员长

許嘉璐

二〇一四年冬

王 序

中医学是中华民族在长期生产生活实践中，在与疾病作斗争中逐步形成并不断丰富发展的医学科学，是中国古代科学的瑰宝，为中华民族的繁衍昌盛作出了巨大贡献，对世界文明进步产生了积极影响。时至今日，中医学作为我国医学的特色和重要医药卫生资源，与西医学相互补充、相互促进、协调发展，共同担负着维护和促进人民健康的任务，已成为我国医药卫生事业的重要特征和显著优势。

中医药古籍在存世的中华古籍中占有相当重要的比重，不仅是中医学术传承数千年最为重要的知识载体，也是中医为中华民族繁衍昌盛发挥重要作用的历史见证。中医药典籍不仅承载着中医的学术经验，而且蕴含着中华民族优秀的思想文化，凝聚着中华民族的聪明智慧，是祖先留给我们的宝贵物质财富和精神财富。加强对中医药古籍的保护与利用，既是中医学发展的需要，也是传承中华文化的迫切要求，更是历史赋予我们的责任。

2010 年，国家中医药管理局启动了中医药古籍保护与利用能力建设项目。这既是传承中医药的重要工程，也是弘扬优秀民族文化的重要举措，不仅能够全面推进中医药的有效继承和创新发展，为维护人民健康做出贡献，也能够彰显中华民族的璀璨文化，为实现中华民族伟大复兴的中国梦作出贡献。

相信这项工作一定能造福当今，嘉惠后世，福泽绵长。

国家卫生和计划生育委员会副主任

国家中医药管理局局长

中华中医药学会会长

王国强

二〇一四年十二月

马 序

新中国成立以来，党和国家高度重视中医药事业发展，重视古籍的保护、整理和研究工作。自 1958 年始，国务院先后成立了三届古籍整理出版规划小组，分别由齐燕铭、李一氓、匡亚明担任组长，主持制订了《整理和出版古籍十年规划（1962—1972）》《古籍整理出版规划（1982—1990）》《中国古籍整理出版十年规划和"八五"计划（1991—2000）》等，而第三次规划中医药古籍整理即纳入其中。1982 年 9 月，卫生部下发《1982—1990 年中医古籍整理出版规划》，1983 年 1 月，中医古籍整理出版办公室正式成立，保证了中医古籍整理出版规划的实施。2002 年 2 月，《国家古籍整理出版"十五"（2001—2005）重点规划》经新闻出版署和全国古籍整理出版规划领导小组批准，颁布实施。其后，又陆续制定了国家古籍整理出版"十一五"和"十二五"重点规划。国家财政多次立项支持中国中医科学院开展针对性中医药古籍抢救保护工作，文化部在中国中医科学院图书馆专门设立全国唯一的行业古籍保护中心，国家先后投入中医药古籍保护专项经费超过 3000 万元，影印抢救濒危珍、善、孤本中医古籍1640余种，开展了海外中医古籍目录调研和孤本回归工作。2010年，国家财政部、国家中医药管理局安排国家公共卫生专项资金，设立了“中医药古籍保护与利用能力建设项目”，这是继1982~1986年第一批、第二批重要中医药古籍整理之后的又一次大规模古籍整理工程，重点整理新中国成立后未曾出版的重要古籍，目标是形成并普及规范的通行本、传世本。

为保证项目的顺利实施，项目组特别成立了专家组，承担咨询和技术指导，以及古籍出版之前的审定工作。专家组中的许多成员虽逾古稀之年，但老骥伏枥，孜孜不倦，不仅对项目进行宏观指导和质量把关，更重要的是通过古籍整理，以老带新，言传身教，培养一批中医药古籍整理研究的后备人才，促进了中医药古籍保护和研究机构建设，全面提升了我国中医药古籍保护与利用能力。

作为项目组顾问之一，我深感中医药古籍保护、抢救与整理工作的重要性和紧迫性，也深知传承中医药古籍整理经验任重而道远。令人欣慰的是，在项目实施过程中，我看到了老中青三代的紧密衔接，看到了大家的坚持和努力，看到了年轻一代的成长。相信中医药古籍整理工作的将来会越来越好，中医药学的发展会越来越好。

欣喜之余，以是为序。

中国中医科学院研究员

马继兴

二〇一四年十二月

校注说明

《得心集医案》为清代医家谢星焕著。谢星焕，字斗文，号映庐，江西南城人，生年约在乾隆后期，卒于清咸丰七年（1857）。少颖慧，嗜读书，多与士林交游，因家境窘困而弃举业从医。其祖父（士骏）亦弃儒就医，著有《医学数学说》，父（职夫）继其业，著有《医卜同源论》。谢星焕承两代之学而勤于临证，颇多心得，对诊治资料勤于保存与整理，"暇则取所得于心者，悉编之册"。去世后家人"检点行囊，医案累累"，后经其子侄及友人整理编集，成《得心集医案》六卷。

《得心集医案》全书载案250余则，卷一列伤寒3门，卷二列虚寒4门，卷三列便闭7门，卷四列冲逆4门，卷五列产后1门，卷六列痉厥2门，凡21门。各门先列医案，后附所用方药，各方在方名下叙功用主治、组成、制法、服法等，间叙答问、述治，每门后或附《一得集》治验数则，书后有跋5篇。全书论理详明，析病精确，善用经方成方，擅治疑难危重病症，颇具喻嘉言《寓意草》之风，极具实用价值。

本次整理以中华医学会上海分会图书馆所藏清咸丰十一年（1861）浒湾延寿堂刻本（简称"延寿堂本"）为底本，陕西中医药大学图书馆所藏清光绪二十五年（1899）禅山天宝楼刻本（简称"天宝楼本"）为主校本。校注原则如下。

1. 采用简体横排，对原书进行标点。

2. 底本中一般笔画之误，如"己""已"不分等，予以径改，不出校。

3. 底本中异体字、俗字径改，不出注。

4. 底本中的通假字保留原字，于首见处出注说明。

5. 底本中“右”“左”等作方位词“上”“下”义者，统一改为“上”“下”。

6. 底本中按语、夹注，用小字另体。

7. 原书中药名等名词不统一者，均以通行称谓律齐，不出校。

8. 原书中药名及专业术语属生疏者，简注说明，或引经典以释之。

9. 原文中典故，简注其意义，并注明出处，其习见者仅注出处。

10. 原书中明引前代文献，简注说明。其中引用与原文无差者，用“语出”；引用与原文有出入者，用“语本”；凡称引自某书而某书不见反见于他书者，用“语见”。

11. 原书有“得心集医案分卷总目”与“得心集医案分门总目”，今合编为“得心集医案目录”，并据正文律齐。

12. 原书卷下原题有“南城谢星焕映庐甫著，门人刘绍基莲溪、汪世珩节渠同校，金溪赵省庵先生、姜真吾先生校订，男甘霖时若、甘澍杏园纂集，侄甘棠憩亭编次，孙恩洪誊稿”题署，卷尾有“得心集医案卷某终”字样，今一并删去。原书前有“谢映庐先生遗像”及姜演、胡业恒、吴谦所撰题辞，许廷桂所撰“像赞”，与内容无关，今一并删去。

13. 原书前依次有姜演、赵承恩、黄春魁、李霖、王敬遵、王禹绪的六篇序文，皆仅题为“序”，为便于检阅，以“某某序为题”。后有刘绍基、汪士珩、谢甘霖、谢甘澍、谢甘棠五人的跋，除刘绍基跋题“跋”字外皆无题，为便于检阅，今以“某某跋”为题。

姜演序

映庐谢先生，父执也，实余心交。忆自先君弃世，先生悯余贫，重余守，每当燕坐[①]倾谈，必出佳酿相饷。酒酣耳热，肝胆相示，先生常[②]以箸击案，呼曰：读书能如吾子，吾友有子矣。由今思之，謦咳[③]如新。何世易沧桑，风流云散，先生遂不可复见。然不得见先生，得见先生著述，如见先生也。先生自幼读祖、父书，以医道济世，阅历近五十余年，所治验各症，存案不下千余条，题曰《得心集》。得乎心，斯应乎手，固先生本意也。近岁叠遭播迁[④]，案多遗失，诸嗣君[⑤]亟为纂集，而属勘定于余。余受而读之，益知先生医学，俎豆[⑥]《内经》，鼓吹仲景，襟带李刘[⑦]，炉冶喻薛[⑧]，几于有书皆我，无古非今。以余浅识，独不虑买椟还珠，佛头着粪[⑨]耶！虽然，精于理者意境毕呈，达于道者智愚共喻。夫以先生之医，匠心独运，故其案妙手写生，洞然秩然，需于余者无多。顾曩[⑩]者先生不

---

① 燕坐：闲坐。

② 常：通“尝”。《韩非子·外储说左上》：“主父常游于此。”陈奇猷集释引太田方：“常、尝通。”

③ 謦（qǐng 请）咳：谈笑。

④ 播迁：迁徙流离。

⑤ 嗣君：对他人之子的美称。

⑥ 俎（zǔ 组）豆：祭祀、宴客用的器具，此谓崇奉。

⑦ 襟带李刘：贴近李（东垣）、刘（完素）之学。襟带，贴近。

⑧ 炉冶喻薛：融会喻（嘉言）、薛（生白）之学。炉冶，融会。

⑨ 佛头着粪：喻亵渎美好的事物。典出宋代道原《景德传灯录》卷七。

⑩ 曩（nǎng 馕）：往昔。

鄙不才，尝授笔砚，序家乘①，记祭产，碑传题赞，出予一手。今先生殁，而于是集垂成作袖手观，无以对先生，更何以谢诸嗣君？况杏园所编，动中肯綮，法律谨严，予惟赞成之耳，乌乎辞？于是夜以继日，孜孜评点，以冀其成，亦既成矣，杏园又能出己所著《一得集》附于后，予甚乐之，因即以先生当日称予者，转为先生颂曰：谢公有子矣！惜也予则守如故，贫亦如故，无可慰先君于九京②者。遂无可慰先生，而先生乃以嗣君力得成遗集，予亦幸共肩斯任，则即此报父执、印心交也，奚而不可？是为序。

咸丰辛酉仲冬上浣③世愚侄金溪姜演谨撰并书

---

① 家乘：家谱。

② 九京：九泉。

③ 上浣：每月上旬。古时官员每十日一休沐，即休息沐浴浣衣，后因称每月上中下三旬为上浣、中浣、下浣。

赵承恩序

医之道，玄矣哉！自神农氏尝百草以兴斯道，后之宗岐黄者千百家，而得其传以不朽者盖数十人。医学之难，自古然矣。顾近代聪明之士，苟心通其意，每得其不传之绪，出所学以活人，且有非古成法所能拘者。世固时有其人，而医学之传，亦时赖其人以不绝于世。善夫！明喻子嘉言之自名其书有曰《寓意草》者，盖亦本乎医者意[1]之说也。喻子真善言医者矣！我盱南映庐谢先生，少业儒，以贫故弃学，肆力于医，遂通其术。其治病无常法，方投辄应。暇时则又取所治之已效于世者，具书于册，名曰《得心集》。先生之心，盖欲以医一时者医天下后世矣。今夫学问之道，公天下者也，而世之一二善诗能文之士，往往私其所学，家有传书，非其子弟不得观焉，降而至于方技、术数者流，苟能神明其法，终将秘之，不以授人。而先生独以活人之具为人言之，且著为成书，以示天下，视世之私其子弟秘不示人者，相去何远也！先生季子杏园，能读父书，克世其业，惧先生之书泯灭不传，亟为别类分门，授诸梓人[2]。杏园可谓善继先人之志而克述其事者矣。书成，嘱序于予。予惟世

① 医者意：典出《后汉书·郭玉传》。告诫医者临证之时要用意求理，慎重施术。

② 梓人：雕版印刷者。

之览是编者，得先生以意医人之法，推而广之，知医之不尽可以成法拘也，则读先生之《得心集》即以为明喻子之《寓意草》也可。

金溪世愚侄赵承恩谨撰

黄春魁序

人生悲欢离合，如梦幻泡影，无从端倪，亦莫能超脱，顾当其时不觉也。由后追思，则感慨系之，甚且涕泣随之。余年四十后，叠遭大故，又值东南寇起，亲朋徂谢①过半，屈指人琴②，渺若山河。惟于后嗣继述，得瞻手泽③，遂不啻謦咳亲聆，颜色相对。此余读《得心集医案》，所为往复嘘欷于映庐谢先生不置也。先生于余为世交，以精于医，余家老幼男妇，无弗乐就其诊，而于余姊与妇尤有起死回生之恩，盖至是而交情益深矣。窃尝计之，自余髫龄④以至既壮，二十余年中，余年鼎盛而先生年未老，彼此家世更恬熙康乐，其间离合久暂，视为泛常，无容悲欢者。迨庚戌春，先君弃养⑤，先生与汪伟堂世丈来吊，悯余孤苦，潸然出涕，则悲之矣。后二年余归，自武宁晋谒先生。先生久病初起，萧萧白发，步履蹒跚，余知为老景也，亦隐悲之。又四年，余至自粤东为先慈介寿⑥，先生饮余家，旋招余饮，寓室平安，聚晤则又欢甚。越岁，寇陷郡

① 徂（cú 殂）谢：死亡。徂，通“殂”。《说文通训定声·豫部》：“徂，叚借为‘殂’。”

② 人琴：喻故去的亲友。典出《晋书·王徽之传》。

③ 手泽：手汗，此谓先人或前辈的遗墨、遗物等。

④ 髫（tiáo 条）龄：幼年。髫，古时候小孩前额下垂的头发。

⑤ 弃养：父母去世的婉辞。

⑥ 介寿：祝寿。典出《诗经·豳风·七月》。

城①。余随李观察次青②先生入大营奔走局务，先生朝夕惴惴，惧余为贼害。是冬寇复张，余奔信州，先生亦避匿盱南故里。居半载，有客自故乡来河镇者，传言先生以忧愤病卒，余为大恸，悲莫能已。其时地棘天荆③，只鸡斗酒④，无从致奠。幸再岁而全省肃清。余以秋试报罢⑤，归省先慈，虽不得见先生，而与先生哲嗣杏园日夕燕聚，于是悲欢交集矣。今年秋，余方司铎高安⑥，逆氛⑦又大至吾邑，先慈见背⑧，先姊、先内同时殉孝，家人相继亡者三口。余匍匐归里，勉营窀穸⑨，苫块⑩之次，念先生如在，当不知如何悲余也。未几，杏园出先生医案相示，余心如眢井⑪，不能匡赞⑫一字。惟追念曩者先君病越月，兹先慈病四越月，均蒙先生暨杏园诊视，而余瞀乱，俱未能一志信从，致有今日。捧读遗案，夜阑感泣，不能成声，盖继悲而痛，且为之恨，此余与先生数十载离合悲欢历历可数者，

① 郡城：郡治所在，此指抚州。

② 李观察次青：即李元度，字次青，湖南平江人，曾随曾国藩与太平军作战于江西等地，官至按察使，著有《国朝先正事略》等。

③ 地棘天荆：喻环境恶劣。

④ 只鸡斗酒：喻祭品简陋。典出东汉曹操《祀故太尉桥玄文》。

⑤ 秋试报罢：谓乡试落第。报罢，落第之称。

⑥ 司铎高安：在高安担任学官。铎，一种大铃，学官所用，摇动发声以聚众。高安，清代县名，今属江西宜春。

⑦ 逆氛：此为对太平军的蔑称。咸丰十一年（1861），太平军李秀成部曾攻入寿春，故称。

⑧ 见背：父母去世的婉辞。典出晋代李密《陈情表》。

⑨ 窀穸（zhūn xī 谆夕）：埋葬。典出《左传·襄公十三年》。

⑩ 苫（shān 杉）块：守孝。典出《仪礼·既夕礼》。苫，草席。块，土块。古礼居父母之丧，孝子以草荐为席，土块为枕。

⑪ 心如眢（yuān 渊）井：谓心如枯井，万念俱灰。眢井，干枯的井。

⑫ 匡赞：匡正辅佐。

梦幻耶，泡影耶？俱不得而知也。至先生是集，审症之确，处方之良，与夫杏园编集校雠之妥，善观者知之，诸序详之，无待余言。

时咸丰辛酉十月既望[①]世愚侄金溪黄春魁补之谨序并书

① 既望：古时称每月十五为“望”，其后一日为“既望”。

李霖序

吕东莱[①]先生曰：不忧算之不多，而徒忧敌之难胜，天下之庸将也；不忧术之未精，而徒忧病之难治，天下之庸医也。医之道，难言矣哉！夫医有医于未病，有医于将病，有医于已病，又或视有病若无病，见不病而实病，病之端多，即医之道大，医诚难言矣哉！得斯旨者，其谢映庐先生乎！先生少颖慧，嗜读书，士林每乐与之游。旋以境窘，弃举子业而就医。医于谢氏，固世精其业者也。先生既能自力其学，而又得先世心法之传。于是教人节饮食，慎寒暑，戒嗜欲，此则医人之病于未然；亢阳者抑之，纯阴者化之，阴阳驳杂者调之，此则医人之病于将然；辨症之表里虚实，审脉之浮沉迟数，且证以色之生旺休衰，而后拟方奏效，此则医人之病于已然。又或谵语颠狂，趋炎赴冷，人多仓皇失措，先生独声色不惊，应手而立愈；又神光外铄，竖匿膏肓[②]，人每玩忽轻之，先生独深思竭虑，多方乃痊，此则医夫病如不病、不病而病之病。噫！先生之医其良矣哉。若夫望五色，听五声，辨五行，度五候，因以定五气所由病，五病所由发，五邪所由乱，五劳所由伤，由是而调其五脏，顺其五气，固其五精，和其五味，此又先生数十年中精

---

① 吕东莱：即吕祖谦，字伯恭，人称“东莱先生”，婺州（今浙江金华）人，为南宋理学代表人物之一，著有《十七史详节》《东莱博议》《东莱集》等。

② 竖匿膏肓：谓病重不可治愈。典出《左传·成公十年》。

心苦志，济人之准绳也。夫至病必穷源，症必对方，以故疾无弗瘳，药无弗效，亦如兵家之战必克，攻必胜，此邑侯①所以有“妙手仁心”之赠，而先生所以有得心应手之篇也。噫！先生之医，诚良矣哉。先生哲嗣杏园，克承父志，医人亦多奇效，家学渊源，后先辉映，汇其先人手泽，辑而成书，并附己所见效数十则于后，亦继志述事之意也。梓成②而问序于余。余素不文，且不知医，以日与杏园游，谊③不获辞，因即杏园平日所述先生之薪传独得者，撮其大要而著之于篇。

时咸丰十一年岁辛酉孟冬月④上浣南州云岩李霖谨撰并书

---

① 邑侯：县令。

② 梓成：谓著述完成。梓，雕刻印书的木版。

③ 谊：同“义”。《说文解字·言部》段玉裁注：“谊、义，古今字，周时作‘谊’，汉时作‘义’，皆仁义字也。”

④ 孟冬月：农历十月。

王敬遵序

古之不朽者三：太上贵德，次立功，次立言[①]。医之为道大，其济人也普，以云功德，无涯涘[②]矣，而非立言以阐发之，后之人又乌能测其端倪，取法而推行之也？然则立言乌容已哉，此先生之案所由立与。先生姓谢氏，映庐其别字也。予于甲寅秋一获见之，状貌清癯，有修然[③]出世之概，知必有所得于中，而非冒为孤高所能假托。予心仪久之，今得与哲嗣杏园交，因得读先生《得心集》。夫既有得于心，则表里精粗，无所不至，是化裁通变，因心作则，方不外乎古人，实不囿于古人。先生以数十年精力，本先人信心之端，参古贤启心之秘，原始要终，彻上彻下，而始有此得心之候。夫岂偶有一得，即自视为神明，矜为创获，以欺世盗名者所得而拟耶？然则先生功德岂有涯涘哉！先生季子杏园，以聪明之士，学先生之学，心先生之心，取精用宏，无微不入，当世知名士皆乐就之。即名公钜[④]卿如节相曾涤生[⑤]先生，亦延之为座上宾，殆以良相良医皆有调燮阴阳之寄，故有相契于微者乎？昔汉丞相丙吉[⑥]郊行，见民斗

---

① 太上……立言：典出《左传·襄公二十四年》。

② 涯涘（sì 似）：边际。

③ 修然：严整貌。

④ 钜：同“巨”。《玉篇·金部》：“钜，大也，今作‘巨’。”

⑤ 节相曾涤生：即曾国藩。因其曾以两江总督、协办大学士身份，节制四省军务，故称。

⑥ 丙吉：西汉鲁（今属山东）人，汉宣帝时曾任丞相，封博阳侯。

不问，见牛喘[1]辄问，惧阴阳之乖舛，燮理之失宜也。先生桥梓[2]，可谓先得丞相之心矣。故精益求精，而效无不著，案亦于是乎始立。犹忆赠黄静夫先生句，云救时济世具深心，天有罅漏公能补，予将以之移赠先生，即以之移赠杏园，深识者当不以余言为河汉[3]也。是为序。

时咸丰辛酉仲冬月谷旦[4]金溪小麓弟王敬遵拜撰

---

① 牛喘：《汉书·丙吉传》载丙吉春天出行，见人逐牛，牛喘吐舌，丙吉担心为时气失节，恐有所伤害，于是上前询问。

② 桥梓：二木名，也作“乔梓”，古时喻父子。

③ 河汉：喻浮夸的空话。典出《庄子·逍遥游》。

④ 谷旦：吉日的代称。典出《诗经·陈风·东门之池》。

王禹绪序

理莫难究于阴阳，即莫难通于医理。非知①不能明，非仁不能任，非勇不能决。映庐谢先生于斯道，余虽不敢知曰已臻夫知、仁、勇之神品，然而明矣，任矣，决矣。盖尝观其疾病，阴阳虚实，辨之最悉而微，明也；扶正祛邪，或攻坚破结，不肯稍从因循，任也；审症必确，处方无疑，决也。三善②备，而先生之医著、先生之案，如山之立。盖惟得之心也，乃应乎手，《得心集》岂空言无补可同语哉？夫燮理阴阳，宰相事也；顺阴阳气化之流行，以愈六淫七情之疾，医之良也。先生平昔谈论，恒不离夫阴阳之理，故其医竟符夫宰相燮理之妙，即以知、仁、勇归之，谁曰不宜！是为序。

时咸丰辛酉十月既望东乡舜臣王禹绪顿首拜撰并书

---

① 知：同“智”。《说文解字注笺·矢部》：“知，智慧即知识之引申，故古只作‘知’。”

② 三善：指智、仁、勇三种美德。典出《论语·子罕》。

凡　例

伤寒：伤寒治法，乃医家第一着工夫。溯前贤诸案，各症备集，独于伤寒症验多从简略，大抵忽于初起，淆于变症。案中分门别类，凡由外感而起，或误治传经，及兼挟风寒暑湿燥火六气之不同者，悉列卷一伤寒门，实遵《证治准绳》之例，非敢妄为创也。

虚寒：案中有真元不足，阴寒直中，状似伤寒，误表亡阳，疑于白虎症者，用表里先后救援缓急诸法取效，是为虚寒专症。故特标虚寒门。

内伤：案中治虚损不复、喘咳、痰鸣、气促、泄泻、不寐等症，按此皆属五脏虚损，与六腑无涉，自应列入内伤。其有阴阳不和，水亏木郁，偏寒偏热，发作如疟者，亦由心肾亏损，同列内伤。至若燥气焚金，五心潮热，悉本嘉言《秋燥论》治法，兼参《内经》肾恶燥、母病而子失养之旨，似又于东垣法外另施手眼，缘病在肺肾二脏，故亦列内伤门。

痿证：痿躄一症，《内经》论之详矣。首言因于湿，首如裹头目昏重，如物裹之，湿热不攘，大筋緛[①]短，小筋弛长。緛短为拘，弛长为痿，次言肺热叶焦，则皮毛虚弱急薄，着则生痿躄也注云：肺主皮毛，传精布气。肺热叶焦[②]，则不能输精于皮毛，故虚弱急薄，皮肤燥着而痿躄不能行，犹木皮剥，不能行津液于枝干

---

① 緛（ruǎn 软）：缩短。

② 肺热叶焦："热叶"二字原倒，据《素问·痿论》乙正。

而枯也，又曰筋膜干则筋急而挛，发为筋痿，下言治法独取阳明，以阳明为五脏六腑之海，主润宗筋，宗筋主束骨而利机关也。由此合观，肺焦固生痿躄，而湿热不攘亦生痿躄。至于筋急拘挛之形，虽与痿躄弛长稍异，而筋受热伤则一也。今案中治验痿躄拘挛诸症，悉从阳胜阴伤、燥气焚金、热盛筋急之旨治之。更有风热内蕴、表里交迫之症，则仿用河间之法。至若阳痿不起，或缩不伸，则从独阳不生，及肝胆内郁，筋急而挛，按法施治。更参乙癸同乡之义，以收全效，似于痿躄拘挛之治无遗蕴矣阴寒阳缩见虚寒门。另附门人问答，是又案中法外之法，当参阅之。

中风：按中风症，诸书咸列首卷，盖风为百病之长。而中风原有真中、类中之分，经络、脏腑、气血之别，故治有浅深次第之殊，法有攻风、劫痰、润燥、理气之异。大抵见症百无一同，治法因人而施，总之经络素虚，风乘虚入也。案中风邪在上，卒然牙关紧闭者，为中风本门。其偏头风痛、脑鸣肢痹，及肠风喑厥、血虚风袭、筋脉抽搐之治者，为虚风与肝风为患者，附列本门。

风火：案中治牙紧唇肿，咽喉壅塞，以及缠喉风之最急者，悉遵经旨火郁发之、甘以缓之之义。其或仓卒之际，汤药不及，用探吐法治之，然后斟酌处方，无非使风邪外达，不致内留为患，故统列风火门。

痰饮：痰饮之辨，仲景创论于前，嘉言阐发于后。愚窃谓昔贤以悬饮、支饮、溢饮为端绪，究未若以内饮、外饮为纲纪也。观大小青龙、半夏、苓桂甘术、肾气等方，实为治内外二饮大法。大抵痰饮之萌，由于中焦不运、脾肾为患者居多。如木郁则土不生，火衰则水泛溢，中州泥泞，为痰为壅，聚于肺胃，为咳为呕，流于经络，为疼为痛，可由涌吐而治者为外饮，可由攻涤而治者为内饮。案中牙关紧闭，壅塞咽喉者，引之吐之，搜之逐之，治外饮法也；流注经络，肩臂疼痛者，攻之刮之，泄之下之，治内饮法也。又有脾阳不运，阴浊潜踞，用益阳消阴之法治之者，附列焉。

便闭：二便不通之症。古人有下不嫌迟[①]之说，恐误下也。今案中治验发前人未发者固多，阐轩岐底蕴者亦复不少。如治男子腹胀拒食，二便不通，诸医束手，先君独于伤寒门中触悟妇人外感传经热邪，经水适来，热邪既可乘虚而入，则男子内伤湿热，连值房劳，湿热亦可乘虚而入，旁通曲喻，揣摩入神。此外如阴气弥漫、三焦窒塞，用枳实理中以导之，术桂复剂以通之；胃腑冷积、呕吐呃逆，用景岳赤金豆[②]热以攻之，温以化之；膀胱湿热，用滋肾丸，寒以清之，辛以通之；脾阳不运，胸腹胀满，用枳朴理中以疏之，半硫丸以消之；冷积阻碍，势成关格，用姜附通阳，硝黄泄浊，更加草乌、皂角为之向导，种种治法，悉尊《内经》治胜复大旨，而神明其用焉。

癃闭：案中治小便不通，少腹胀急，有因湿热内蓄，膀胱气阻，用东垣滋肾法，取知柏泻内蓄湿热，肉桂通膀胱壅气而化之者；有独阳不生，腰腹胀痛，用六味地黄合滋肾丸作汤，

---

① 下不嫌迟：语本《温疫论》卷上。

② 赤金豆：方剂名称，别名八仙丹，见《景岳全书》卷五十一，用巴豆、生附子、皂角等，治诸积不行。

滋阴而化之者，外仍用熨法摩法通中以消之。又有木郁不疏，举东垣升阳法，用六君子汤加升麻、防风而化之者。同一癃闭而治不一法，医道之不可拘滞如此，更有述治，详列于后。

吐泻：吐泻一症，责之脾胃，理固然也。治之不善，安危反掌。惟能窥其六淫之兼并，脏腑之寒热，则治之之法，思过半矣。案中治吐泻胸胀，有从《内经》胃寒肠热之旨，则用连理汤及半夏泻心汤诸法。土虚木乘，面白飧泄，则仿古人培土必先制木之法。更有暴吐泄泻，厥逆无脉者，则从肾为胃关，用白通汤加猪胆汁反佐通阳之法，较诸安脾理胃不大相悬殊乎？又治下痢不以红白评寒热，而于营卫议虚实，以营主血，卫主气，红属血，白属气也。营卫不固者，先建立中气。脾胃虚寒者，理中焦之阳，俾脾胃有权，阳气乃运，庶气血各守其乡。其积热下痢，又有黄连解毒丸、六一散之治，附列本门。

冲逆：自下冲上之症也，如噎膈拒食、噫嗳呕呃、气急冲咽等类。有因七情起者，肝火僭越者，痰火上攻者，又有阴火上干清道，阴浊上泛咽喉，及肺气不降与七情郁结诸症，俱列本门。总之，此症其冲也皆逆，惟逆也，故冲。察其因乘其机而消息[1]之，遵经旨而仍出以心裁耳。

肿胀：此症考诸古治，无非开鬼门、洁净府、除陈莝三大法门。喻嘉言增谓培养、招纳二法，而亦不外补养、升举两端。后人仿用得宜，可应无穷之变。案中肺气壅遏，周身尽肿，是为表实，实者自宜疏降；营卫不行，六淫内陷，是为表虚，虚

① 消息：斟酌。

者自宜升举。若夫脾肾阳虚，则专一补火生土；脾虚肺壅，肾囊如斗，则兼固本除标。更有病机变幻，如面跗庬然壅[①]，害于言者，则从风中廉泉、肾水泛溢而治，因病立方，随手取效。至于高者平之，坚者削之，是又案中常法，未可殚述也。

疟症：案中治寒热往来，或独寒无热，或独热无寒，以及阳维为病，病苦[②]寒热，或元气不足，脾阳困惫，阴阳不和，亦恒偏寒偏热，按期而至者，治虽不同，皆可以疟症统之。更有淫气喘急，痹聚在肺，见为寒热往来者，并列焉。

头痛：考三阳三阴，惟厥阴有头痛无身热，太阴、少阴无头痛有身热，若头痛身热则属三阳经矣。阴阳既辨，主治各有所当，古法森然，乌可混施？只以兼挟不同，内因非一，审症用药，权变在人。案中中虚气乏，清阳不升者，则仿东垣法以升之；痰火实热上攻清道者，则仿王隐君[③]滚痰丸、仲景小承气、大柴胡及竹叶石膏等方，而从经旨上病下取之义。至若阴虚头痛，水亏火炎，肝木震动者，则用叶氏养肝熄风、滋阴潜阳诸法。要皆头痛本症，不越内外二因，案仅数症，而治之大旨尽在中矣。

诸痛：案中凡治各症，惟痛症最繁，如手足、肩臂、肘膝、腰胁、心腹以及疝气为患者，症皆属痛，故列诸痛门。其妇人因产患癥瘕等类而痛者，另列入产后。

---

① 面跗（fú 浮）庬（máng 盲）然壅：谓头足肿胀。跗，足。庬然，肿起貌。

② 苦：原作“若”，据《难经·二十九难》改。

③ 王隐君：即王珪，元代人，字均璋，号中阳，常熟人，隐于虞山，人称“王隐君”，著有《泰定养生主论》。

淋浊：淋浊一症，方书诸罕确论。余于辛酉[①]秋避乱后，曾患是疾，茎中热痛，如刀刺剔，溲溺仍清，惟窍端时流白浊，淋沥不断，腿缝间有核作痛，或牵引睾丸，溺时艰涩不堪。推原其故，精、溺本同门异路，原浊流管中，逗留其间，溲溺直趋而下，故并道相迫而痛，观于溺出四射，足为明征。治之者若专以利水之剂杂投不已，必至增剧。盖败精腐浊，因劳役而成者，十居六七，脾虚下陷，湿热下注者，十仅三四，主治不越升清、祛浊、清热、利湿诸法，所谓澄其源，流自清耳。今案中治败精阻窍者，则仿古人制虎杖汤意虎杖汤、牛膝、麝香，用宣通窍隧、逐瘀祛腐之品；其热结肝经，阴器肿胀，溺则号痛不已者，必下血乃愈，直用龙胆泻肝之法。昔叶天士论厥阴内患，少腹绕前阴如刺，小水涓沥[②]难通，环阴之络脉皆痹，气化之机关将息，其症最急，曾引朱南阳[③]法，用归、桂、金铃、小茴通阳泄急，佐入韭白、鼠矢循经入络，实发前人未发奥旨，足与是案互相发明，岂执用五苓、八正散者可同日语哉？

杂症：是门特就案中治上下内外各症列之，与内因七情，外因六气，不内外因之伤食跌仆，确有区别。如上则目盲不见，因火衰者，以暖命门治之；其精华不注，虚火上炎，则又用甘温泻火之法；阴火上冲，咽喉肿痛，则仿喻嘉言偷关之法；下则腹中疠痛[④]，下利白脓，是为肠痈，故用托里排脓之法；内

---

① 辛酉：指清咸丰十一年（1861）。

② 涓沥：《临证指南医案》卷三作“点滴”。

③ 朱南阳：即朱肱，宋代吴兴（今浙江湖州）人，字翼中，号无求子，著有《南阳活人书》。

④ 疠痛：腹中急痛。

则时饥嘈杂，见为胃强脾弱，用扶脾抑胃之法；外则颈项生疽，日久浮烂，由于虚火内灼，遵经旨营气不行，逆于肉[1]之条理，用归脾加减法。更有唇口腐烂，则从虫蚀其肛，用椒梅、理中之类。症难统同，治非一律，故以杂症分门。

产后：案中治妇人产后五更泄泻，崩漏不止，阴菌[2]下坠，前后二阴诸疾，专以固奇经八脉为纲纪。或腹中胀痛，血寒凝泣，交骨未缝[3]，寒入阴中，厥阴中寒，呕吐胁痛，中虚血寒，夜热咳嗽，津液内涸，口渴自汗，潮热腹痛，口舌浮烂，妄见妄言，诸症悉分虚实寒热，酌治取效，缘皆起于产后，故概列入产后。

痉痫：案中分痉厥、痫厥二门，以大小男妇为区别。缘小儿体气孱弱，血脉未充，筋骨柔脆，易感六淫之邪，为患最速。以手足抽搐、角弓反张为痉，四肢逆冷为厥。太阳中风，亦可类推。若方脉男妇，有七情之郁结，六淫之兼并，血气之盛衰，由来之暴渐，与夫产后血虚，及厥阴肝邪为患，四肢僵痹，不省人事者，皆为痫厥。

小儿：小儿体气稚弱，易于变幻，只凭望色审症，处治尤难。今案中治验小儿诸症，因伤寒传经误治变痉者固多，而烦渴、吐泻、霍乱、慢脾者，端绪种种，亦复不一而足。及消渴、哮喘、目盲、啼哭等类，汇列卷六，特标小儿门，以便查阅。

---

① 营气……于肉：语本《素问·生气通天论》。

② 阴菌：即阴挺。

③ 交骨未缝：耻骨未闭合。

谨按：先君治验诸案，既分二十有一门，尚有述治、答问二类。可与某门某案相发明者，附列某门某案之后，而标述治、答问字样别之。又男澍管见数十余案，有可附载某门，亦标“一得集附”四字，低一格载于某门之末，非敢自炫，凛庭训①也。男甘澍谨识

① 庭训：父亲的教诲。典出《论语·季氏》。

目　录

卷三

卷四

卷五

卷六

卷　一

伤寒门

阳症似阴

吴双龙乃室[1]，得伤寒病，信巫不药，渐至潮热大作，胸前板结，谵语耳聋，数日未食。犹不服药，遂尔神识昏迷，眼翻牙紧。合室惊惶，延余治之。脉得细涩，十指微冷，面色黄白。问之，不饮汤水，潮热时有时无，俨然虚极之象。细审此症，寒邪成热为阳，其反成阴候者，古人谓大实有羸状[2]，即此类也。又河间云：郁热蓄盛，神昏厥逆，脉反滞涩，有微细欲绝之象，使投以温药，则不可救矣。盖其初原因伤寒失表，遂入于里，寒郁成热，热极变寒。理宜表里两解，治以柴胡、薄荷、菖蒲、大黄、枳实、甘草等味。急服两剂，连泄三次，潮热大作，口反大渴，知其里舒热出。三焦经络之热，法当清之，以竹叶石膏汤，四剂而安。

竹叶石膏汤仲景

竹叶　石膏　人参　甘草　麦冬　半夏　粳米　生姜

---

① 室：妻子。

② 大实有羸状：语本《医宗必读》卷一。

误下呕泄

危廷阶，年二十，始病发热恶寒，进表散药二剂，汗已大出，热仍不解。更医，又用柴葛解肌之法，反增气逆干呕，胸前板结。一医进大柴胡汤一剂，遂尔腹中雷鸣，利下不止。其父亦知医理，邀集同道相商，交口当进七味白术散。余独议曰：仲景云胸中实，下利不止者死。其父惶悚，诸医默然。余又曰：此真谓之死症耶？但症极险耳，俟吾以法治之，二剂可收神效。其父且惊且喜，及见疏方乃生姜泻心汤，又疑芩、连不服。余曰：此症吾揣摩有素，非一时之拟用也。服下，果然呕热顿止。但溻泄未止，更与甘草泻心汤，呕利随止。归语门人，门人不解，因诲之曰：此症头绪错杂，无非汗下伤胃，胃中不和，客气上逆，伏饮搏结聚膈。夫胸前板结，即心中痞硬也。胃虚火盛，中焦鼓激，以致腹中雷鸣，盖火走空窍，是以上呕下泄也。生姜性温，善助胃阳；甘草味甘，最益胃阴。因仿长沙之诀，汗后胃虚，是阳气外伤，故用生姜之温以助阳；下后胃虚，是阴气内伤，故用甘草之甘以补阴。药仅更一味，意则有二。先后两剂，欲起一生于九死者，敢操无师之智[①]哉？门人问曰：甘草补阴止利之义，先贤开导来学。但此症胸前板实，生姜散满，固其宜也，吾师复用甘草，独不虑其资满乎？答曰：甘草味甘补土，土健而

① 无师之智：不待人教而自悟的智慧。

满自除也，况施火性急迫、阴气不守之症耶？且甘草之功用甚长，惟仲景之圣方知举用。试观发表药中如桂枝、麻黄、大小青龙辈，必用甘草者，欲以载邪外达，不使陷入阴分也。若邪入里，必无复用甘草之理，如五苓、承气、陷胸、十枣诸方俱不用也。至桃核、调胃两方，以其邪兼太阳，尚属用之。若阴血大伤，竟重用甘草以复脉。可见前贤用药，取舍自有法度。而后之叶天士、黄宫绣辈，每视甘草为畏物，致令良药见屈，固不识此取舍之妙，又不察资满泄满之意也。又问曰：土健而满自除，则凡满症俱不必忌乎？曰：非也。阴气内盛之满，法所必忌；阴气下亡之满，法所必施。如发表药中之甘草必不可少，攻利药中之甘草有断不可用者。举一隅不以三隅反，则不复也[①]。

半夏泻心汤仲景，治伤寒下之早，胸满而不痛者为痞，身寒而呕，饮食不下，非柴胡症。

半夏　黄芩　黄连　甘草　人参　干姜　大枣

本方除人参，再加甘草，名甘草泻心汤；本方加生姜，名生姜泻心汤凡用泻心者，皆属误下之症，非传经热邪也。

误下胀满

何挺芳，患伤寒病。服表散药，而头痛身痛、发热恶寒诸症已除，可知表邪固解，惟大小便不利，咳唾多

① 举一……复也：谓不能举一反三者，不可教。典出《论语·述而》。

涎。医者不察，拘于伤寒法中有表邪既除，里邪可下之说，误与承气一服，遂至通腹反满，呕逆上气。前医再视，骇然辞去。余视口不渴，身不热，且脉来弦滑，知无热邪实结在里，不过痰饮阻滞肠胃。承气苦寒，徒损胃气，以致传化失常，湿邪不走，痰饮愈逆，故胃气愈乱，胀满愈增也。当取五苓散重桂[①]，化气利湿，加入陈、半、甘遂和中逐饮，一剂二便俱通，病者立时精神爽利，未劳再剂而愈。盖气化湿走，又病机中当以小便不通之为标急也。

五苓散仲景

猪苓　泽泻　茯苓　白术　官桂

误治传经

龚初福，初起畏寒发热，腹痛而呕。医以柴胡、当归之属治之，更加大热。继以藿香、砂仁温中之药，愈加沉重，以致人事昏愦，言语声微，通身如火，然发热犹衣被不离，四肢时冷，有如疟状，时忽痛泄，昼夜不寐。欲服归脾、理中药，未决。与余商，余诊之曰，此症全为药误。病之初起，原是太阳腑症，以五苓散投之，得非对症之药乎？奈何以柴胡引入少阳，当归引入厥阴？病剧，又误以藿砂香燥之药而劫其胆之津液，以助其火，又安得寐？而乃以久病体虚，欲服归脾、理中之剂，岂相宜耶？

① 重桂：重用肉桂。

夫寒邪郁而成热，颠倒错误，已成坏症，理宜急通经络而兼以直降其郁火，庶几寒去而热除，热除而人事清，人事清而寤寐安矣。以仲景附子泻心汤，附子以通经，芩、连以降火，正合其宜。乃渠[1]犹畏芩、连之凉，竟不肯服。力争之，一剂大便下泄，小便红赤，再剂诸症悉除。惟不寐，加入温胆汤，四剂而痊。

附子泻心汤

大黄　黄连　黄芩　附子

温胆汤

陈皮　茯苓　竹茹　半夏　甘草　枳实或加姜、枣

阳邪入里

吴秀华，时值秋尽，头痛畏寒，略有潮热，食减便泄。来寓索方，予视面色晦黑，舌色干裂，因告之曰，内有湿热，外感风寒，当节口腹，免成疟痢。疏[2]与小柴合平胃与服，病已霍然。殊[3]伊归里，房室不谨，食物不节，疟症果起，其疟寒少热多，自汗口渴，不能自支。自服理中丸，次日疟发颇重。延医，称为热症，与石膏、知母之属，热势虽轻，却无退刻。乃热邪内陷，非热邪外解，果然里急后重，下痢红白相兼，烦渴谵语，其势转重。延予视时，人事昏惑，细按其脉，弦数劲指，重按有力，上则

① 渠：他。
② 疏：分条记述，指开药方。
③ 殊：殊不知。

呕逆胸满，下则后重逼迫，中则腹痛拒按，且身虽发热，尚有头痛畏寒。此热邪内陷，气血怫郁，充斥三焦，故有谵语妄见，是表里内外交困，棘手重症矣。反覆思议，非表里交攻之法，势所难挽，与仲景治伤寒发热，汗出不解，阳邪入里，热结在里，表邪未除，里邪又急之例相符。处以大柴胡汤，寒热红白顿除，谵语亦息。仍与前汤，除枳实，再进而安，后与甘寒而健。噫！圣人之法，布在方策[1]，倘能寻其端倪而起一生于九死者，岂非仲景之徒哉？

大柴胡汤

柴胡　半夏　黄芩　芍药　枳实　大黄　姜　枣

失表发黄二条

仁元，佣工也，躬耕田亩，年及半百。时值暑月，发热畏寒，未药已痊，渐次肢体怠惰，头腰重坠，通身带浮，面色黄，唇舌指爪皆白，二便如常。告于余，余曰：此乃太阳病未经发表，邪陷肌肤之中，非湿热发黄之证也。次早诊脉，按得三部浮紧而数，时或喘咳。复告余曰，已服黄疸草药，头上如蒙，腰间愈重，四肢忽麻，胸前时紧。余曰，昨之所拟，更无疑矣。以仲景麻黄汤加厚朴，连服四剂，每剂令啜热稀粥以助药力，俱得微汗，头

① 布在方策：谓载于典籍。典出《礼记·中庸》。布，记载。方策，木牍与竹简。

腰方轻，症稍减。然脉象仍如前，与五积散一料，药完而病愈矣。

五积散

白芷　陈皮　厚朴　当归　川芎　芍药　茯苓　桔梗　苍术　枳壳　半夏　麻黄　干姜　肉桂　甘草　葱　枣

麻黄汤

麻黄　杏仁　桂枝　甘草

王富春，新婚匝月[1]，得太阳伤寒病，头痛，发热畏寒。误用补剂，邪无出路，遍身骨节疼痛，满头大汗热蒸，其面目如橘色之黄，其小便如栀子之汁。所服皆清补疏利，势愈迫切，诸医技穷，始延余诊。幸脉无阴象，腹无满结，胸无呕哕，谓曰：此症虽危，吾一剂立愈。其家且疑且信，服之果然。原仲景《伤寒论[2]》中有太阳病失汗，一身尽痛，头汗发热而黄者，有麻黄连翘赤小豆汤[3]之例，盖发汗利水，令郁拂之邪表里两解之意耳。

附：王富春愈后，其妻一日微觉飒飒[4]寒热，少腹疼痛，小水紧急，欲解不出，痛甚牵引腰胯，两目花乱，头重莫举。其家见症急厉，告诸母家，诸医群集，曰寒曰火，莫辨其症。余曰：小腹痛引腰胯，小便不利，头重，

---

① 匝月：满月。

② 论：原作“营”，据文义改。

③ 太阳……豆汤：《伤寒论·辨阳明病脉证并治》作“伤寒瘀热在里，身必黄，麻黄连轺赤小豆汤主之”。

④ 飒飒：清凉貌。

眼中生花，岂非阴阳易之症乎？处逍遥汤调烧裈散，药下果验。

按：阴阳易症，男病新瘥与女交，其病遂遗于女，女病新瘥与男交，其病遂遗于男，故名。裈，裤裆也。男澍谨识。

柯韵伯先生云：此证无内外因，本非伤寒而冠以伤寒者，原其因也。因淫情之不禁，而余邪得以乘其隙而移患于无病之人，顿令一身之精气神形皆受欲火之害，是不病于伤寒，而病于阴阳之易，故未可以男女分名也。夫邪之所凑，其气必虚。阴虚而淫邪凑之，故少气，飒飒寒热，不能运躯，头重不举，身体皆重；精神散乱，故眼中生花；邪中于阴，故阴中拘挛，痛引腰胯，少腹里急，小便不利耳。谅非草木之味所能愈，仍须阴阳感召之理以制之，斯裈裆之以意相求也。裈裆者，男女阴阳之卫，阴阳之以息相吹，气相聚，精相向者也。卫乎外者，自能清乎内，感于无形，以之治有形，故取其近阴处烧而服之。形气邪感得其隐曲①，小便自利，乃清阳出上窍，浊阴归下窍，而诸症悉除矣。然女病可服男裈，男病亦可服女裈，仍合阴阳交易之理，格物之义。至秽之品，为至奇之方，愚谓前贤用药奥旨，非立言阐发之，乌能使后人测其端倪，知所取法而推行之也？男澍再识。

麻黄连翘赤小豆汤

麻黄　连翘　杏仁　甘草　赤小豆　姜　枣

逍遥散局方

柴胡　白芍　当归　白术　茯苓　甘草　薄荷　煨姜

① 隐曲：阴部。《素问·至真要大论》王冰注：“隐曲之疾，谓隐蔽委曲之处病也。”

汗不得法

辛卯冬月，有同道长子患伤寒病，畏寒头痛，发热无汗，屡服发散，汗不能出，热不能止，变痉而逝。其次子旋得此症，连进发表，皮肤干涩，发热愈炽。同道骇怖请视，告余曰：明是寒邪伤营，见症俱属外感，奈何汗之不应，又岂死症耶？余曰：辨症虽真，未能相体故耳。郎君关弦尺迟，面白露筋，乃中气虚而血不足，故寒邪外感，非滋其血液，何能作汗？汗既不出，热何由解？宜与当归建中汤。同道又欲减除饴糖，余曰：建中之用，妙义正在于此。且糖乃米谷所造，所谓汗生于谷也。如法啜之，果微汗热退而安。愈后，同道尚不自悔，复向余曰：吾意亦如是耳。余知彼欲掩其过而逞其能也。壬辰春，复闻乃郎患中虚气痛，缘脾向虚，肝木自强，且春升木旺之际，正宜补土荣肝，反以极力消导，竟堕前功，殊可惜耳。

仲景建中汤加当归

桂枝　生姜　芍药　甘草　大枣　饴糖

风湿相搏

高汉章，得风湿病，遍身骨节疼痛，手不可触，近之则痛甚，微汗自出，小水不利。时当初夏，自汉返舟求治。见其身面手足俱有微肿，且天气颇热，尚重裘不脱，脉象颇大而气不相续。其戚友满座，问是何症。予曰：此风湿为病。渠曰：凡驱风利湿之药，服之多矣，不惟无益，而反增重。答曰：夫风本外邪，当从表治，但尊体表虚，何敢发汗？又湿本内邪，须从里治，而尊体里虚，岂敢利水乎？当遵仲景法。处甘草附子汤，一剂如神，服至三剂，诸款悉愈。可见古人之法用之得当，灵应若此，学者可不求诸古哉？

甘草附子汤

甘草　附子　桂枝　白术

湿热内攻

张怀久乃郎，年方及冠，遍身忽发疮疹，形如麻粒。询诸疡科，内以凉血托里之剂，外以药汤沐浴，其疮尽伏，以致湿热内攻，恶寒发热，头痛身疼此表邪确据。延医，又误为疟症，投以清脾饮服之此误认为半表半里，以致寒不成寒，热不成热，人事昏惑，绝粒不进。乃叩于余，脉颇浮数，问之不应，扪之身热，视之唇舌俱淡。此风热内蕴，抑遏于中，若不外达，势必内攻脏腑，机窍尽闭而毙，当与升阳之药提出肌表。与升阳散火汤二剂，遍身发热，躁扰不安。其家惊惶，促余再视，其身虽热而问之能答，则神识将清，且粥饮亦进，则胃气有权。余曰：吉也。夫躁扰不安者，正邪气外达之征，明日毒气外出，则内可安。更与辛凉解表之法，以人参败毒散二剂，果然疮疹尽皆发出，形如绿豆粒。再与前法，疮皆灌脓结痂而安，仍与清散药而健。须知此症若不如此施治，脏腑能堪此毒乎？

升阳散火汤东垣

葛根　羌活　防风　升麻　生炙甘草　柴胡　独活　人参　白芍　姜　枣

人参败毒散《活人》

人参　羌活　独活　柴胡　前胡　川芎　枳壳　桔梗　茯苓　甘草　薄荷　生姜

同病异治

许庆承之子及黄起生之弟，年俱二十，同患瘟疫。医进达原饮、大柴胡汤，潮热不熄，燥渴反加，因而下利谵语。许氏子病经两旬，身体倦怠，两目赤涩，谵语声高，脉来数急，知其下多亡阴，所幸小水甚长，足征下源未绝。与犀角地黄汤加蔗汁、梨汁、乌梅，甘酸救阴之法频进而安。黄氏[1]弟悉同此证，但此病不过三日即身重如山，躯骸疼痛，谵语重复，声微息短，脉来鼓指无力。此病虽未久，然表里有交困之象，阴阳有立绝之势。急进十全大补汤，重加附子，二十剂始安。夫同一潮热燥渴，同一谵语下利，而用药角立[2]，毫厘千里，岂易言哉？

---

① 黄氏：此上原有“附”字，系将黄氏案作“附案”，按此下文字与前为同案，与“同病异治”始合，今删“附”字。

② 角立：对立。

犀角地黄汤

犀角　地黄　白芍　丹皮或加芩、连

十全大补汤

地黄　当归　川芎　芍药　人参　白术　茯苓　甘草　黄芪　肉桂

风温答问附

家万生廷诏之子，春杪①远归，头痛寒热，默默欲睡。医者不知风温之症当用清凉之法，误作伤寒之病而以辛温之药，渐至神识昏迷，谵语不食，大便不通，小溲或遗，与水则啜一口，与粥亦啜一口。延余两门人同治，汪生争用附子、干姜，陈生争用芒硝、大黄。两争莫决，急延余视。两生俱称脉象模糊，余诊亦然。及抉齿视，舌白干刺，唇虽干而色稍淡。脉与症参，病邪不在脏腑，仅在三焦。因谓汪生曰：尔以为诸虚乘寒有神虚谵语之例耶？但舌不应干刺。又谓陈生曰：尔以为三阳传经有胃实谵语之条耶？然舌色不应尽白。究竟温脏攻腑，俱属偾事②。盖此症乃风温热邪蒙闭上焦气分，致令肺气痹极，古称郁冒者，即此症也。但有入气、入血之分，若入血分则邪在膻中之内，此则仅入气分耳。夫肺主气，气阻血亦不行，故脉模糊，然亦重按触指。上焦不清，则胞中之络外蒙闭，

① 杪（miǎo 秒）：原作“抄”，据文义改。

② 偾（fèn 愤）事：败事。偾，败坏。

故神昏谵语也。浮障之邪，惟与轻清味淡之药可得去也。汪生问：小便自遗如何？答曰：曷不闻肺与膀胱司气化，热甚而阴挺失职乎？陈生又问：大便不通如何？曰：肺与大肠相表里，且天气不布、地道亦阻之说，吾已讲明有素，何遽忘耶？两生愕然。促以疏方，佥[1]用杏仁、杷叶、知母、通草、蒌皮、山栀皮、竺黄、灯草，药下安睡，大便果通。次早复视，能述病苦，再加琥珀镇心安神而安，仍以清肺药而健。越日，两生叩曰：风温邪入气分之治，既闻命矣，但未知邪入血分当以何法治之？答曰：若邪入血分，则入胞络之内，舌胎当必黑刺，而凉膈、导赤、黄连、阿胶、鸡子之属养阴退阳之法，按症举用，以积热藉以宣散，而心胸和畅，脉渐以生。又曰：风温初起，脉症如何？治当何法？曰：温症甚该[2]，凡春温、温热、湿温、暑温、风温以及温疫、大头瘟，皆不可汗，故书曰温邪忌汗也。今仅举风温之症言之，发热头痛，状似伤寒，但自汗身重，多眠。夫身重似伤寒，然寒应无汗，自汗似伤风，而风应身轻，此当辨也。且鼻息多鼾睡，语言多难出，脉象尺寸当俱浮，唇口齿舌当不润，无非风温酝酿之机，此当辨也。总由表邪蓄热，故曰风温。治之之法，当与辛凉解表如葛根、薄荷、防风、杏仁、连翘、通草、白薇、甘草之属，内清经络，外彻肌肤，清温而不阻风之出

---

① 佥：皆。

② 该：广。

路，驱风而不助温之暴虐，庶内外之邪表里两解，为清散法也。若犯香、苏、羌、独、葱、姜、陈、半，是以温治温，故在禁耳。两生退而喜曰：既闻风温入气、入血之治，又闻诸温忌汗之理，真所谓问[1]一得三。

夏伤于暑

傅瑞廷，六月新婚后触暑病热，头脑大痛。误用补剂，大热焦渴。医以瘟疫热症治之，凡清解疏利、升散养阴之药，治经数月而病不瘳。节届大雪，始延余诊。视其形瘦面垢，身热谵语，自汗多渴，头痛有如刀劈，脉来长而不洪。是时医巫浩费，家计已索[2]。病者因头痛难任，其叔孔翁曰：尚可治否？余曰：可治。戚友咸问病名，余语以暑邪之症。众诧为不然，问曰：何以知之？余曰：以气虚身热、谵语自汗合于面之垢、脉之长而知之也。因请用药，余曰：甘寒解暑之剂，惟有天生白虎一方。旋重价觅至二枚，先将一枚破而与之，病者心躁口干，见辄鲸吞虎嗜[3]，顿觉神清气爽。因再求瓜，家人止之，余更与之，食毕汗收渴止，头痛如失。但暑邪虽解，而阴气被阳热之伤尚未复也，夜仍微热，咽微干，睡不寐，仿仲景少阴病咽干口燥不得卧之例，处黄连阿胶鸡子汤，三服而健。

---

① 问：原作“闻”，据《论语·季氏》改。

② 索：尽。

③ 鲸吞虎嗜：形容吞食有力。典出宋代范仲淹《上执政书》。

黄连阿胶鸡子汤

黄连　黄芩　芍药

上三味煎，去滓，入阿胶烊尽，少冷，入鸡子黄搅匀，服。

温热传变

车觐廷妻，傅羽仪令爱也。初日恶寒发热，次日大热不寒，饮水不辍，唇焦红，舌燥裂，大便闭，胸前板痛，烦躁莫当。余诊之，脉纯躁无静，刚劲冲指。谓曰：此乃温热病，非伤寒症也。若伤寒症，从皮毛而入，由传变渐入于胃，结成可下之症。至温热病，从口鼻而入，不由传变，直入而附近于胃，结成大下之症。其来路异，其去路一也。然此症才二日，即一团邪热内结，如火燎原，其势已极，亦温热病之最速者。须防物极则反，或有痉厥之变，稍迟有朽肠腐胃之事矣。是所谓急症急攻，无庸迂缓，疏方以凉膈散，大黄重用。药方煎时，掀衣发狂，怒目而视，牙关略紧，面红目赤，扬手掷足，乃邪火一概上冲，莫可止遏之势。忙进前药，灌至半，势稍平，剂终，人事略醒。自索前药，以其滓再煎服之，随取前方再进一剂，其病悉清。讵[1]调摄不善，半月后因口角盛怒，时见微热，初不以为意，倏于某日申酉刻自觉难支，晬时[2]声

① 讵：不料。

② 晬（zuì 最）时：一周时，即一昼夜。

音悉闭，奄奄一息。问其苦否，但点额摇头，可见心地尚明，惟哑不能声耳。尤有奇者，腰以上发热去被，扬手摸胸，腰以下畏寒厚覆，两足僵直。医数辈，未敢下药，举家慌甚。羽兄即夜来请，余念知己之女，戴月而往。诊脉寸部浮数，尺中紧涩，似乎上下阻截。因其症从未经见，方非易拟。然目睹其状，心甚怜之，兼之房中稚子失乳，老姑抚孙相哭，吾大为踌躇，默以其症证诸经旨，以冀一悟。其夫含泪问曰：前日重恙，幸叨①再造。今复病此，先生亦蹙额无法耶？答曰：斯疾大奇大疑，泛泛一视，难明其理。吾正在谛审，且止啼哭，吾自当竭诚以报知己。因环步思议，已而笑谓曰：此症虽奇，吾得之矣。窃思人身之气，全赖肺以运之，今上下不通，无非治节不行，失其常度，而为上热下寒之症。其上热下寒之由，盖前此温邪未得清解，今复加感冒，又值大怒，其气愈阻，愈阻愈结，其气遂横于胸。其热邪因气不流行，仍亲乎上，热多动，必扰其血，故见上热去被之症。其寒邪新感，亦因气不流行，仍亲乎下，寒多静，必滞其血，故见下寒僵硬之症。总因气结于胸，不能周流，以故旧热新寒各随上下而相亲，热自热，寒自寒，俨然分疆界焉。曰：此先生大开生路之论，未知古圣亦有此论否？余曰：大哉问也！吾为子悉言之。尝读《经》曰，气并于阳，血并于阴，此上下

① 叨（tāo涛）：承蒙。

相亲之义也。曰：其声哑如何？曰：夫声音发于肺，肺为娇脏，最易受伤。今气已结，更被热邪伤之，又被寒邪塞之，欲其出声，其可得乎？譬之钟磬，内以物塞之，外虽重敲，冀其响，不可得。是其病之所受全在于肺，法宜先开肺气而祛寒，使气宣通，热得下流，而胸结可散，后泻其蕴热，则肺可清而壅塞自除。时际鸡鸣，疏方先以乌药顺气散一剂，以开肺气而祛寒，比[1]晓遍体微汗，下身发热减盖，脚可屈伸，胸前亦宽。惟声音虽出，犹不清，时仍哑，日出进泻白散合白虎加桂枝汤，此方足以泻热而清肺，一剂潮热悉退，声音清亮，前后两剂，病如冰释。后以保肺生津之药调理而健，观者钦服。

白虎汤

石膏　知母　甘草　粳米

凉膈散

连翘　甘草　薄荷　大黄　栀子　竹叶　芒硝　黄芩　蜂蜜

乌药顺气散

乌药　橘红　麻黄　川芎　白芷　桔梗　枳壳　僵蚕　干姜　甘草加葱、姜

泻白散

桑白皮　甘草　地骨皮　粳米

---

① 比：等到。

咳嗽失血三条

李赓飏先生，苦诵读，馆[1]僧寺，冬月衣被单薄，就炉向火，而严寒外束，虚热内蕴，渐致咳嗽吐血。医者见其神形不足，谬称痨损，日与养阴之药，遂至胸紧减食，卧床不起。余诊其脉，六部俱紧，重按无力，略有弦意，并无数大之象。密室中揭帐诊脉，犹云恶风。被缛垫盖，尚背心寒凛。按脉据症，明是风寒两伤营卫之病，若不疏泄腠理，则肺气愈郁，邪无出路，法当夺其汗，则血可止。《经》曰：夺血者无汗，夺汗者无血。奈体质孱弱，加以劳心过度，不敢峻行麻黄，然肺气久闭，营分之邪，非麻黄何以驱逐？考古治虚人外感法，莫出东垣围范。因思麻黄人参芍药汤原治虚人吐血、内蕴虚热、外感寒邪之方，按方与服，一剂微汗血止，再剂神爽思食，改进异功合生脉，调理而安，亦仿古治血症以胃药收功之意也。然余窃为偶中，厥后曾经数人恶寒脉紧，咳嗽痰血者，悉遵此法，皆获全效，可见古人制方之妙，医者平时不可不详考也。

麻黄人参芍药汤

麻黄　芍药　黄芪　当归　甘草　人参　麦冬　五味桂枝

生脉散

人参　麦冬　五味

---

① 馆：住宿。

徐晓窗，年逾五十，形伟体强，忽患潮热咳血。楚南诸医咸称血因火动，叠进寒凉，渐至胸紧头疼，不能自支，于是捡囊归家，坐以待毙。延医数手，无非养阴清火，迨至饮食愈减，咳红日促。予按脉象紧数之至，且病经数月，而形神未衰，声音犹重，肌肤虽热而厚衣不除，久病面色苍黑，额痛时如锥刺。内外谛审，并无内伤确据，一派外感明征。伏思表邪入阴，扰乱营血，必当提出阳分，庶几营内可安。乃以参苏饮除半夏，加入止嗽散，与服二剂，助以热粥，始得微汗，似觉头疼稍减，潮热颇息。以后加减出入，不越二方，或增金钗[1]、麦冬，或参泻白散，调理一月，药仅十服，沉疴竟起，未尝稍费思索也。

附：后李维翰先生畏寒发热，脉紧无汗，咳嗽失红之症，医治弗效，慕名虔请。及余疏方，畏而不服，细为讲论，疑团稍释。奈前医纷纷，既不识表邪入阴之症，又不解夺汗无血之义，中坚阻之，而余独吹无和，以致热肠不投，越月见讣音悬市，自恨遇而不遇，抚躬一叹而已。

参苏饮

人参　紫苏　陈皮　枳壳　前胡　半夏　干葛　木香　甘草　桔梗　茯苓　姜　枣

止嗽散

桔梗　甘草　橘红　百部　白前　紫菀

---

① 金钗：即金钗石斛。

泻白散　方见前本门温热传变。

温热不治二条

黄成斋学博[1]，外艰[2]解组[3]后，忧思百倍。今春面色如赭，坐谈口秽，神情张皇，若有所失，盖显孤阳不生之机。予见而骇之，曰：足下神形面色，阳气独治，无阴以守，然尚不倦，得毋出于强勉乎？渠曰：不然。又曰：人身负阴抱阳，阴阳交恋不露，所以生生不息。今神形相失，急当潜心静养，庶几亢阳自返，所谓静则阴生也。渠曰：唯唯[4]。厥后闻伊不但应酬不节，抑且多方会计[5]，延至秋深，忽潮热不退，自拟因食物未节，屡进消导发散，因而汗出呕逆，乃邀余治。余固早知其病必重也，视之，汗大如雨，身热烙手，舌胎满黄，口秽难闻，抑且绝粒不进，彻宵不寐，热微则神识稍清，热甚则神乱妄言。及诊其脉，洪大躁疾非常。余以谊关世好，而又金丹莫觅，直以病在不治之例辞之。盖《内经素问》篇云：有病温者，汗出辄复热，而脉躁疾，不为汗衰，狂言不能食，病名阴阳交。交者，死也。人所以汗出者，皆生于谷，谷生精气，今邪气交争于骨肉而得汗者，是邪却而精胜也。精胜则当能食而不复热，复热者邪气也，汗者精气也。今汗出

---

① 学博：学官的泛称。

② 外艰：即“丁外艰”，丧制名，指父丧或承重祖父之丧。

③ 解组：即辞官。组，印绶。

④ 唯唯：应答声，表示不置可否。

⑤ 会计：谓经营钱财。

而辄复热者，是邪气胜也。不能食者，精无俾[1]也。病而留者，其寿可立而倾也[2]。此《素问》之旨已属吻合矣。又《灵枢》篇云：热病已得汗，而脉尚躁盛者死。今脉不与汗相应，此不胜其病也。狂言者是失志，失志者死。今见三死，不见一生，虽愈必死也。况叔和云：汗后脉静，身凉则安；汗后脉躁，热盛必难[3]。余以揣摩有素，莫敢援手，盖攻邪葆[4]精，两难立法耳。闻余告辞后，旋延二医，商从表里两解，未逾日，气高不返而逝。惜哉！设当日春升相见之时，肯听予言，急捣养阴镇阳之药，转刚为柔，归于中和，加以潜心静养，虽有此番病累，决无汗后洪大躁疾之脉矣。笔此以为养生者鉴，并为业医者鉴也。

车启南之子，年方二十，发热头痛。服表散药，汗出淋漓而热反炽，更狂言乱语，口渴，粥饮不进。其戚友知医者多，特邀余诊之。脉洪大急疾异常，尺肤烁指，余知此症为阴阳交矣，坚辞不治。门人在旁，嘱其不可用药。余出，复延二医相商，与竹叶石膏汤，众皆谓可，未晚果卒。次早，门人问曰：昨车姓之病，愚辈视之颇轻，而先生直云不治者，何也？答曰：此症《内经》明

① 无俾：《素问·评热病论》王冰注："无俾，言无可使为汗也。"
② 有病……倾也：语本《素问·评热病论》。
③ 汗后……必难：语见《濒湖脉学·四言举要》。
④ 葆：通"保"。《说文通训定声·孚部》："葆，叚借为'保'。"

有开示[1]一款，云有病温者，汗出辄复热，而脉尚躁疾，不为汗衰，狂言不能食，病名阴阳交，交者，死也，谓阴阳交尽也。凡治温症，若得战汗，理当脉静身凉，伤寒汗后亦然。今大汗既出而热反炽，是汗为阴气之亡，而热为阳气之丧。夫汗为阴液，阴气既出而孤阳独亢，因显躁疾之脉，已属不治。再加狂言乱语，是心肾阴精绝于内，神明越于外，合于脉之躁疾，其何以施救援乎？若能饮食入胃，游溢精气，或使精生于谷，尚可幸图于万一。今口虽渴而粥饮不入，合于脉之躁疾，全失和缓之象，又无胃气矣。所谓今见三死，不见一生，虽愈必死也。吾侪身肩是任，可不见及此乎？门人促余笔之，以为后学之训。

述治张高腾兄暑温病书

予临斯症时，病已四五日矣。某月十一日，睹神呆色垢，烦冤莫耐，潮热微而恶寒，脉小数促，舌赤唇燥，溺短而艰。是暑温之邪深陷于营，势非易治，姑与淡渗轻清之药。而溺愈不通，脉现涩小，因思温邪固不可缓图，而淋秘尤当急治，且数脉转涩，下元阴必不充，仿滋阴化气之法，下午随疏滋肾丸，作汤亟进，溺始得长。次日便泄溺短，更用五苓散加知母、木瓜，而二便无恙。十三日复诊，其寒热烦冤之状仍若，脉仍小数促，盖温邪虽陷于

① 开示：高僧为弟子及信众说法，此谓点化。

营，其去路已非从下，必当提出于表，方为合法，遂给兰草分消饮连服，而恶寒发热之恙稍减其半。十五日复诊，脉舒不促，但数小不长，谅非滋阴清热之法不可，连日服之，而寒热更减二三，神始清，耳始聪，惟烦冤之状尚未能解。十八日脉转迟数，舌清唇红，但指尖时微冷，天庭倏潮热而不自觉，盖温邪虽从表达，然脉象迟为阳虚，数断阴亢，是身中素虚之，阴阳尤当亟调，夫养正邪自除，理所有也，因订附桂八味，连服二日而脉皆平，诸病稍退。自云嗳气犹带地黄之味，意拟丹、泽之寒乎，故改附桂理阴煎，脉来数多迟少，固知剂中过助其阳，念[1]日更用柔阴扶阳之药，一服而寐已安。是日再视，二便寤寐如常，是暑温之邪已解，但脉来右犹带迟，左犹带数，口甘唇红，当从中治。似此阴阳两虚之体，寒热错杂余邪，最宜斟酌，非刚不足以涤秽，非柔何以济其刚。孔氏曰：宽以济猛，猛以济宽，政是以和[2]。不佞[3]谨以治国之法而通于治病，可乎？其药味必嘉言所谓能变胃而不受胃变者[4]宜之，故疏连理汤与服，连进二日，所喜药与病机相投，但未知鄙见有悖于理否？至善后之治，犹未敢臆揣，缘一

① 念：同“廿”。清代顾炎武《金石文字记·开业寺碑》：“碑阴多宋人题名，有曰‘元祐辛未阳月念五日题’，以‘念’为‘廿’，始见于此。”

② 宽以……以和：语本《孔子家语·正论》。

③ 不佞：无才，古时用作谦称。

④ 能变……变者：语本《寓意草·论吴圣符单腹胀治法》。

病变态不常，四方水土有异，谨陈颠末[1]，附质慧眼采鉴，而善后之法，是有望于高明焉后闻病者至家，仍以理中加枸杞服，旬余而安。

一得集附

阳症似阴

熊清平乃郎，将冠[2]，得温热病。自以感冒法治之，已不中病。延医，更谓阴虚，投以六味地黄汤，益不中病。迁延旬日，胸腹饱胀，稍按甚痛，潮热渐退，四肢冰冷，手足爪甲皆黑，舌胎干燥，口不知渴，与之以水则咽，大便五日未通，小便赤涩而少，咽喉肿塞，日不能言，耳聋不知所问，六脉举按皆无。医者不审热深厥深之旨，郁热蓄盛脉反滞涩之变，热甚神昏、口不知渴之情，复不将望、闻、问、切四字较勘[3]，仅守发厥脉伏之假象，冒为真据，且将胸腹饱胀为阴寒上逆，而可按、拒按置之不辨，咽喉肿塞妄为虚阳上浮，而色之赤白、口气温冷又置之不辨，又以大便燥结谬为阴凝不化，而痞满实坚全具又置之不察。直将一切内热明证概为假热，竟用四逆汤，附子用到一两。清夫妇疑而未进，就正于余。内外一探，知为温热重病，阳邪亢热已极，反兼寒化，如酷暑雨雹之象，势亦在危。而细勘详询，明是在表失表，在里失里，

---

① 颠末：始末。

② 冠：古时男子二十岁举行冠礼，表示成年。

③ 较勘：考校核对。较，考察。

酿成极重热症。再诊其脉，举按虽无，而沉候至骨，劲指甚坚，根蒂未绝，喜其可治。因谓曰：此大热症也。遂疏黄连解毒汤合普济消毒饮，重加大黄，嘱其日夜两剂，务俾大便通，则火不伏而厥可回，脉可出。清因二医一用附子、干姜，一用黄连、大黄，冰炭莫辨，无所适从。然其妇急欲将余方购药，而清究不能决，更延一医，匆匆一视，又谓为阴毒。其妇曰：生死有数，若服谢先生药，死亦无恨。清因妻意甚坚，勉为煎就，意仍狐疑。其妇强为徐灌，约二时之久，一剂已终，小水甚长，即索水饮。清见人事略醒，复煎一剂，是夜连得大利，果厥回脉出。次早复视，更以凉膈散，重服清胃药而健。后置酒于家道谢，清因述曰：众医谓为阴寒，独先生断为阳热，小儿几希之命[1]固蒙再造，但承赐妙方，若非内子坚意，几乎误矣。余惊疑之：嫂何以独信予也？适其妇出房道谢，其妇曰：先生初视之时面有忧色，是忧其难治也；及诊毕而踌躇深思，是思其可治也；至再诊而面忽有喜色，是喜其得法也；且审症而战战兢兢，疏方乃洋洋溢溢，是直无所疑也。先生慎重若斯，无疑若斯，予复何疑？余闻言，深为叹服。夫医家望闻问切而望居其首，业医者往往忽之，今熊妇竟能望医之神色而知医，吾辈昧昧，不且有愧于妇人乎？

---

① 几希之命：微薄之命，谦词。几希，一丁点儿。

黄连解毒汤

黄连　黄芩　黄柏　栀子等分

普济消毒散东垣

黄芩　黄连　甘草　玄参　连翘　板蓝根　马勃　牛子　薄荷　僵蚕　升麻　柴胡　桔梗　陈皮

凉膈散　方见前本门温热传变。

水气头汗

尝读《医门八法》[1]云：伤风自汗用桂枝汤，伤暑自汗则不可用。又曰：人知发汗退热之法，而不知敛汗退热之法。敛也者，非五味、酸枣之类，是谓致病有因，出汗有由，治得其法，汗自敛耳。如傅金生一症，时当暑月，天气亢燥，饮水过多，得胸痛病，大汗，呕吐不止。视之口不渴，脉不躁，投以温胃之剂，胸痛遂愈而呕吐未除，自汗头眩加甚。其父来寓更方，余以昨剂颇效，原方加黄芪与服。服后亦不见躁，惟汗出抹拭不逮，稍动则眩晕难支，心下悸动，举家咸以为脱。吾许以一剂立愈，以半夏五钱，茯苓三钱，生姜一片，令即煎服，少顷汗收呕止，头眩心悸顿除。盖缘饮水过多，水停心下，火位不安，故惕惕悸动。本仅当心下作痞，兹以阳气素虚，更重为心下作痛，所以前投温胃之剂助阳消寒，其痛自除，但水饮犹未下耳。水气上逆则呕吐不止，水气上干则汗眩难支。举

[1] 医门八法：指清代程国彭《医学心悟》卷一“医门八法”篇。

以大半夏汤行水散逆，使水下行，则呕悸汗眩俱止，所谓治得其法，汗自敛耳。由此益悟认症宜真，而辨症宜细也。试观瘀血症亦头汗出，然必小便不利，而目珠先黄也。又邪在少阳亦头汗出，虽有呕吐、目眩、胸满之兼症，然必有寒热往来之本症。至于伤暑自汗，郁热陷里自汗，阳明熯热[1]自汗，三阳合病自汗，更有中寒冷汗，表虚自汗，阳脱自汗，汗多亡阳，与夫惊恐房劳，风湿漏风，产蓐津脱，以及盗汗诸症，凡阴虚阳胜，阳虚阴乘，种种汗出不一，各有兼症不同。且头与身皆汗，又与独见头汗迥异，乌可概指为虚脱耶？此余趋庭[2]传受心法，今并志之。

小半夏加茯苓汤《金匮》《三因》名大半夏汤

半夏　茯苓　生姜

本方除茯苓，名小半夏汤，治支饮呕吐不渴，亦治黄疸；本方除茯苓、生姜，加人参、白蜜，名大半夏汤，治反胃食入即吐。李东垣曰：辛药生姜之类治呕吐，但治上焦气壅表实之病。若胃虚谷气不行，胸中闭塞而呕者，惟宜益胃推扬谷气而已，勿作表实用辛药泻之。故服小半夏汤不愈者，服大半夏汤立愈，此仲景心法也。

伤暑自汗

丁麒寿，时当暑月，腹痛泄泻，自汗神疲。叠进温

① 熯（hàn旱）热：燥热。熯，干燥。

② 趋庭：谓接受父教。典出《论语·季氏》。

补，遂至二便窘急，日益危笃。适一邻医，年六十余，谓病经数日，汗出不知几斛，兼之四肢逆冷，法在不治。且补剂服至附子、鹿茸，仍无寸效。今脉绝，无可为也。其家固贫，医药已难继矣，又听邻医之言，遂无复再生之想。奈病人呻吟在床，不忍坐视，遥闻先君善治危症，托人求诊，适应酬未暇，命余前视。诊得脉虚，重按若无，审得额汗溺短，气虚烦渴，背微恶寒，四肢逆冷，余笑曰：此伤暑也，安得以阳虚目之？《经》云：气盛身寒，得之伤寒；气虚身热，得之伤暑。今症见烦渴溺短，气促脉虚，伤暑奚疑？议进清暑益气合桂枝汤一剂，嘱其即服可效。前医执余方，私语病家曰：年少之医，孟浪殊甚，临危之症，犹谓伤暑。今汗出淋漓，收敛尚恐不及，反用升、柴、桂枝以发汗，非速其毙耶？其家虽疑，缘病由奔走日中而起，信余不谬，即进一剂，病势减半。继进二剂，兼吞消暑丸一两，腹中呱呱有声，二便一时通利，汗收渴止，烦退而安。复将原方除桂枝汤，二剂全愈。越三日来寓酬谢，始述前医之非，予不禁为之一快。夫暑属阳邪，心属离火，故伤暑必先入心。心主血脉，故脉虚大，不足重按。意其邻医不知浮、中、沉三取之法，且暑脉多芤，状如葱管，浮沉二候易见，中取正在空处，故断为脉绝。余用参、芪、归、术合生脉散养心而裕脉，固土以保金。其暑热伤津，故口渴溺短，饮水过多，停聚中脘，误进温补收敛之药，故二便不利，水气上涌，宜其头汗如雨。余二剂中兼吞消暑丸，虽曰消暑，亦仿小半夏加茯苓汤治水气头汗之意也。方中升、柴、葛、泽升清降浊，譬之云行雨施，然后沟渎自通，注之不盈，而额汗自收矣。

清暑益气汤东垣

黄芪　人参　白术　苍术　神曲　青皮　陈皮　甘草　麦冬　五味　当归　黄柏　泽泻　升麻　葛根　姜　枣

中风门虚风、肝风附

牙紧舌胀二条

傅品金先生尊壸[1]，于归[2]后节届大暑，天气炎蒸，一日群坐中堂，忽身冷怯寒，遍体麻木，进房加衣，犹然不足，唤婢取被盖卧，遂昏迷不醒，牙紧手散，舌胀出于齿外，喉间微有曳锯声。急延乡医诊治，进姜附之药，因牙紧未得下，复用通关散吹鼻，未能得嚏。其医见病危急，束手而去，曰：此脱绝之症，不可救矣。举族群集，皆曰今年新生一种哑症，概不可治，此病近之。余至视之，既非木舌，又非翣舌[3]，明是中风之病。但喑厥风痱之症，从未闻有舌胀出于齿外者，殆《经》所谓廉泉穴虚，风邪上入耶？夫廉泉，舌根小孔也，人之津唾出焉。此女必然

① 壸（kǔn 捆）：妇女所居的内室，用为对他人妻子之称。

② 于归：女子出嫁。典出《诗经·周南·桃夭》。

③ 翣（shà 煞）舌：心火上攻所致之病，症见舌忽肿硬，伸出口角，时时动摇等。

痰涎素蓄，风从廉泉内入，内涎召外风，外风挟内涎，结聚于心胞络中，又舌为心苗，是胞络之风涎仰从廉泉上壅，遂舌胀牙紧矣。抉齿视之，舌胀满口，黏涎壅塞，汤水难入，呼吸难通，危在顷刻，虽有神丹，其何以下？然出奇之病，非出奇之方必不能济。因自计曰：无病，忽畏寒麻木，是外风内入之征。风为清邪，清邪中上，故见牙紧舌胀之症，今病最急处尤在上也。《经》曰病之高者，因而越之，非涌剂不可。考矾性涌吐风涎最捷，且居室易得，于是取白矾一块，开水调化，鹅翎蘸水，抉齿渗入，深探喉中，立时即呕出痰涎，舌即微缩开声，起身下床，自谓丑态难堪，盖不自知其病至斯极也。嗟乎！以几死之症，旋得回生，族众称以为神。余曰：非神术，实心术也。然此不过暂开其闭，尚未尽扫其根。随观其舌下根两旁竟生两小泡，状如虾眼，明若水晶。问之，别无所苦，惟是身不知热，大便数日未通，因用疏风化痰之药，比日饮食亦进。次早复身麻舌大，昏迷不苏。余至，遂与稀涎散调灌，下喉即呕，涎出即苏。惜乎未得大吐，兼之大便未通，内中必有结聚胶凝难解之涎，恐非攻剂不足以劫饮通幽。然宜温通，最忌苦寒，遂进雄黄解毒丸十粒，热水调服，连泄二次，随饮冷茶，立止，自云轻快如常，遂不肯吃药。虽吐下兼用，犹然未尽病情，越数日，复发如前，仍用稀涎散调灌，立苏，梳洗如旧。厚衣不除，足知风涎尚未尽扫，于是制霹雳劫巢之药，频服，汗出知热，减衣而安。然舌下虾眼犹然未除，与白矾、肉桂末放于舌下，一宿遂消，盖桂能散风，矾能散痰故耳。后因瓜果无忌，晕腥杂进，复发前疾，仍与前药而痊。细思此症固奇，而治法亦奇，因详录此案，并记其方于下。

附：后九月，治范室，年近三十，悉同此症，未费思索，直与稀涎散灌之，即吐，复进霹雳劫巢汤，戒口慎寒，病随药愈。因此益悟实邪盘踞上焦胀闭之症，随其上而治之可也。如风热、痰饮、填食、喉风、胃痈以及卒忤、中恶，魇梦、中毒之类，古人曾有瓜蒂散、稀涎散、葱豉汤、淡盐汤、莱菔子末、生姜汁、葱白酒、雄黄丸等。古之成方，随症施治，历历可纪。尤有寒痰闭塞以及中脏脱绝之症，古人曾有橘红半夏汤、人参附子汤。因痰筑喉间，稍为变通，随灌随吐，痰随药出，又随吐随灌，拭出其痰，少顷痰开下药，随症处方，其人立苏。此皆古人之成法，皆可效为变通者。由是观之，吐法所关甚巨，奈何近时医家每将此法置之高阁？似乎汗下和温之外更无吐法可施，以致危迫之际坐以待毙者固多，即轻者转重，重者愈危，亦复不少。今勘破迷途，尚赖同道好生之士会而参之为幸。

自制霹雳劫巢汤

草乌　牙皂　麻黄　细辛　僵蚕　全蝎　南星　半夏　雄黄　姜汁　竹沥

如便闭，加玄明粉；如口臭，加石膏；大解后，除牙皂，加白术、茯苓，以不畏寒为度。

稀涎散

皂角四挺，去皮弦，炙　白矾一两或加藜芦

考古简便方①云：治重舌木舌，肿满强硬，或疼不止，不能言语，宜用粗针线扎箸头上刺患处，甚者数十刺，只针舌尖及舌两傍②，舌中心及舌下俱不可针，犯之令出血不止。而刺出之血，以红色者为毒轻，紫色者重，黑色者最危。仍以蒲黄研末，擦舌上，即消。舌或胀大肿硬，即时气绝，名为翣舌翣，衫入声，用皂矾不拘多少，新③瓦上以火煅，成红色为度，放地候冷，研细，搽舌上，立愈，重舌木舌皆效翣，蔽棺之饰，谓如翣之蔽于棺上也。舌肿满，不能出声，以梅花冰片研烂敷之，或以食盐、百草霜共为末，井水调敷，即效。男澍谨识

牙紧咽肿

傅妇，叶孕④四月，恶寒体木，咽肿牙紧。付外科医治，内服外敷，直至声音不出，汤水难入。危急之顷，商治于余。其意中仍泥为痈毒之病，其延余者，欲决生死，非求治也。诊得脉来浮滑，身中麻木畏寒，悉是风痰为病。盖风邪中上，故多有咽喉上痹之症，此与前案治品翁内人牙紧舌胀相符。余令将外敷之药洗去，先与稀涎散调水灌之，涎出口开。更有奇者，视其舌下另生

---

① 古简便方：此下列方见《幼幼集成》卷四“舌病简便方”。

② 傍：同“旁”。《广韵·唐韵》：“傍，亦作‘旁’。”

③ 新：此上原衍“焙”字，据《幼幼集成》卷四删。

④ 叶（xié 邪）孕：怀孕。叶，同“协”。《周礼·春官·大史》郑玄注：“杜子春云：叶，协也，书亦或为‘协’。”又，协有“谐”义，办妥或完成的意思。

一齿，观者数十人，咸称从未见闻。其齿大如枣核，摸之棱指，按之似痛。遂以白矾、肉桂末点于舌下齿旁，立时取落，敲之即碎，外黄内白，遂乃开声。疏以驱风消痰之方，二剂而痊，胎亦无恙。然意谓向治品兄内人舌下之虾眼固奇，今治惠先兄室人舌下之鬼齿，则又更奇矣，究皆风涎所生，可见风无定体，其为病之变态，人难测识，类多如此。

附方

防风　荆芥　薄荷　胆星　桔梗　僵蚕　白芷　矾石　甘草　姜汁　竹沥

稀涎散　方见前本门牙紧舌胀。

偏头风痛

汪亮辉，年逾五十，患偏头风症，自汗不止，脑中觉有冷涕一阵自鼻而出。医人不识，与苍耳散，盖错认鼻渊症也，汗愈大，涕愈冷，痛愈甚。又与真武汤，盖误作阳虚头痛也，渐至火升便艰。更医，又与茶调散，满头筋胀，二便阻滞，盖不识虚实内外之风故也。考虚风内动之症，仲景以后罕识其旨，惟近代天士叶氏养肝熄风，颇得其法。今此症脉左浮大，风居空窍，扰乱不息，头汗不止，是为内风虚风可知矣。夫风气通于肝，必养肝之中佐驱风之品，然头脑空窍，隧隙颇多，最难尽逐，必兼佐以堵塞之义，则空窍之风无隙可乘。乃仿《金匮》侯氏黑散，内取桂枝、龙骨、牡蛎[1]、菊花驱风填窍，更取叶氏养肝熄风之法，如首乌、黑芝麻、金钗、钩藤、桑叶、荷叶之属，不数剂诸病如失。此症余经验颇多，向未发明，学者鉴此，当知治法矣。

脑鸣肢痹

赵近仁，年将五十，须鬓已苍，左臂自肩臑肘胛麻木不舒，脑中鸣响。医者见其满面油光，饮食如常，辄称其气血之华，谁识真阳外露，肝风内鼓？所服之药，不出独活寄生汤之法，欲为驱风，适以招风，乃由平时不讲内外之风故耳。即有进以八珍之属，冀其血行风灭，无如杯水车薪，不济所事。且值冬初寒风凛冽、木叶尽脱之际，渐显头眩、耳鸣、肢堕等症。余诊脉象缓大，知水不濡木，肝风始张，肾气将腾，卒倒痱中之日来矣。授以河间地黄饮子加鹿茸，大剂煎服，欲其火归水中，水能生木。兼制扶桑丸，用以流利关节，祛湿润燥。服至腊月，肢体劲强，神彩内蓄，自觉神魂返宅。适因岁暮，停药未进，故头眩虽息而脑鸣未止，应知髓海难充，亦功亏一篑之过耳。

地黄饮

地黄　巴戟　山萸　苁蓉　附子　肉桂　石斛　茯苓　菖蒲　远志　麦冬　薄荷　五味　姜　枣

① 牡蛎："蛎"原作"蠣"，据文义改。

肠风下血

王惠阶，年壮形伟，大便下血。医治半载，以平素嗜酒，无不利湿清热以止血，如地榆、柏叶、姜、连之类，服之不应。厥后补中、胃风[①]、四神之属，投亦罔效。求治于余，诊脉小弦，大便或溏或泄，不及至圊，每多自遗，其血清淡，间有鲜色。更有奇者，腹中无痛，但觉愊愊[②]有声鼓动，因悟此必虚风内扰，以风属无形有声，与经旨久风成飧泄吻合。且脉弦者肝象也，肝风内动，血不能藏故耳。因与玉屏风，重防风，加白术，乃扶土制木之意；更加葛根，辛甘属阳，鼓舞胃气；荷叶仰盂象震[③]，挺达肝风。叠投多剂，其症一日或减，越日复增，轻重无常。予思虚风内动，按症投剂，疾不能瘳者，何故？潜思累夕，不得其解。忽记《经》有虚风邪害空窍之语，盖风居肠间，尽是空窍之地，非补填窍隧，旧风虽出，新风复入，无所底止，故暂退而复进。乃从《金匮》侯氏黑散驱风堵截之义悟出治法，填塞空窍，将原方加入龙骨、石脂，兼吞景岳玉关丸，不数日果获全瘳。

侯氏黑散

菊花　防风　白术　桔梗　人参　茯苓　当归　川芎

---

① 胃风：胃风汤，方出《太平惠民和剂局方》卷六。

② 愊（bì必）愊：郁结貌。

③ 仰盂象震：震为八卦之一。其卦象为☳，形似仰盂，因称。

干姜　桂枝　细辛　牡蛎　矾石

玉关丸

面灰　枯矾　文蛤　五味　诃子

喑厥风痱

俞昌太，初病恶寒发热，继则热而不寒，喜睡羞明，二便略通。医以为外感，进败毒散，症变热炽谵语。又以为瘟疫，投达原饮，症变神识昏迷。更医，断为虚脱，与理中汤，舌胎干黑，肢体若僵，绝食不进。家人治棺待毙，姑延一诊，以决卒期。诊得左脉沉缓，右脉数急，面黑目赤，昏昏嘿嘿①，耳聋不知所问，上部扪之觉热，下部扪之觉冷，统计之，有似水衰火炎之象。细视左肢微肿，扪之觉有痛色，于是知为风邪所中，误治而至此也。法参喑厥风痱之例，以地黄饮子服，至二日方醒，七日全愈。

地黄饮　方见前本门脑鸣肢痹。

四肢抽搐三条

何允中，年二十，两腿疮毒，脓水淋漓。医治半载，内服外敷，愈加浮烂。一日忽微热，身体抽掣，两目上瞪，喉中痰响，全似小儿惊风之形。请余视之，方诊脉，其老妪捧药一碗，辛散异常。诊毕，问所捧何药，系大秦艽汤也。余掷之于地，遂疏理阴煎加黄芪、附子，大

① 嘿嘿（mòmò 默默）：同“默默”，不言貌。

剂与之，连服两剂，而眼已不戴，身已不强。随服十全大补汤数十剂，疮毒全愈。然此症实有天幸，倘不遇余，大秦艽汤已投之矣。盖医者只知风邪为害，不知风从何来，彼其阴血先已失守，津液枯涸，筋脉不荣，阳气不藏，是为阴阳两竭之候，此际收摄已晚，尚堪辛散耶？况古云治风先治血，血行风自灭，不但疮家，凡误汗失血，泄泻痘疹，以及产后老弱小儿诸人，此症最多，皆当审察。

十全大补汤　方见卷一伤寒门同病异治。

理阴煎　方见卷二虚寒门误表戴阳[1]。

吴承先令爱，体素孱弱，勤于针黹，忽浑身战栗，牙关紧急，舌可略露，口不能言，时露抽搐角弓之状，寒热悉无，小水仍利。疏风解表之药不效，病经两日，其势渐危。诸医见大便未通，欲行攻下，未决。余至，众皆推治。诊之，脉来缓大，方思议间，手足抽搐，角弓反张，牙关紧急，两目翻视，诸医告退。窃此症其来甚暴，应知暴病非阳，且无寒热，决非三阳实邪。若果外邪固闭，其人早已昏迷不醒，安得清明若是？此必血虚风中，筋脉瘛疭无疑。与大剂十全大补汤，重肉桂，加附子，急进，抉齿灌入，俾得略睡，其势稍止，昼夜一周，进药三剂，乃得口开能言，然犹微搐，共进十余剂始安。

---

① 误表戴阳：原作“内寒外热”，据卷二正文改。

附：厥后，郭永明老年独子，稚龄体弱，深夜看戏回家，立时即病，悉同此症。明是血虚风中，余与前药，畏不敢进，竞争疏风化痰，兼进法司[1]符水。分明可生之症，竟至不起，诚可惜也。须知阳邪之发，其来必渐，阴邪之发，其来必骤，人鬼关头，先具成见。况闭症多握拳，脱症多撒手。又凡中症，有中腑、中脏、中血脉、中经络之殊，有真中、类中之别，若不平时领会，岂不害人于冥冥中耶？

十全大补汤　方见卷一伤寒门同病异治。

肝风胎痫

傅海翁之媳，于归匝月，时值暮春，忽然仆地，眼翻口噤，两手握固，半晌方醒，已而复发。他医认为痰火闭窍，进大黄、槟榔、菖蒲、桃仁之属，治经半月不痊，众皆束手。延余诊治，见其唇红面赤，脉沉实而滑，问得饮食间微若有呕，因称贺。海翁惊问，余曰：令媳之症乃胎痫，怀孕使然。因其体素有火，即误服破泻之药，而体坚病实，亦无大碍，不治并亦无妨，但得药早愈，免合室惊惶耳。因以四物加枯芩、半夏与之，仍然发闭，病者瞑目，口中呓语曰：我要银子还，不然我要索尔命。众议此必邪祟所侵，又见其两手撮空，循衣摸床，皆曰：昨谢某在此，妄言胎痫，今已将危，何不延他一视？慌忙来寓，

① 法司：道教作法祈禳者。

急延余往，余曰：早言胎痫小恙，何必如此大惊？此女肝家枯燥，此刻胎中正肝经主事，肝藏魂，血燥，神魂不安，所以目中见鬼，口中乱语。又肝属木，木喜摇，所以手循摸耳。今吾以收魂药招之镇之，的可痊愈。疏方与服，数日未发。然不可停药，停药数日，往往复发如前，竟服至足月方已。后获弄璋[①]，肥大之甚，母子均安，众称良治。

附方

首乌　胡麻　茯神　枣仁　钩藤　小麦　菊花　法夏　麦冬

金银汤[②]代水煎。

大凡中风、中痰、气厥、血厥，病虽起于仓卒，决无屡发不愈。兼之妇科患此，即不论脉与症，亦当拟度其胎，况有脉可凭，有症可据，有因可问，是以预许为胎痫之疾。今方中具有收魂养神、镇惊消痰、补虚润燥种种妙用，全无方书所用胎药，一概出乎心裁。男澍谨识

肝风眩晕

姜吉甫翁令正[③]，据述今春分娩，得子甚小，患胎风症，不育。今秋燥气异常，患咳者比比，及大雪，正值肾阴当权，得咳嗽气促畏寒之恙，每临夜两颧赤如火烙。认

① 弄璋：生育男孩。典出《诗经·小雅·斯干》。
② 金银汤：金银花煎汤。
③ 正：妻。

为寒邪外束，与以疏散之药，数日未效，然亦不介意。偶于五鼓时忽然眩晕，四肢如麻，倏时冰冷，人事默默，胸紧气促，喉内痰鸣，逾时方醒，醒而复发。医者认为虚寒痰厥，进附、杞、陈、半之剂，未中。余见其形体清瘦，脉来弦数劲指，问知数日不寐，寐则口中乱语，且睡中每多惊怖，如坠于地，唇舌二便如常。因谓曰：尊阃[1]之体，肝火太旺，以致血燥无以荫胞，所以胎小而多风，即今之病，亦属肝风之症。夫人之一身，心高肾下，水火固不相射[2]，然须相济。《经》曰：君火之下，阴精乘之。今元阴浇薄[3]，何供所乘？所以火愈炎，木愈燥，风愈张，风火相煽，心主撩乱而人事眩晕矣。治法发散、攻下、温补诸方皆不相宜，发散而火愈升，攻下而阴愈亡，温补而阳愈亢，即补水之剂，亦后来调养之法，施于此际，殊属迂远。大约木喜调达，风宜静镇，火宜滋润，遂其生发之性，不令抑郁枯槁，使守其常而不变。吉翁闻余议，颇不以为非，促令疏方，连进数剂而愈。

附方

当归　白芍　丹参　丹皮　桑叶　川贝　柴胡　薄荷　枣仁　黑麻　洋参　麦冬　天冬　甘草

金银煎汤。

---

① 尊阃（kǔn 捆）：对他人妻室的敬称。阃，闺门。

② 射：投合。

③ 浇薄：不足。浇，薄。

越旬日，人事清健，诸病顿除，更委善后之法。余诊毕，论云：尊阃玉体清瘦，脉来尺涩关弦。夫涩者，血虚也；弦者，肝燥也。至于形质，在五行之中禀木火而生者，其为人也性急，主正直，主多惊，主多怒，主善忧，主善敏，种种不一。大抵木有凋谢之日，又有生发之期，火有遏止之时，又有炎威之候，而火生乎木，木又畏火。前此之眩冒，肝风张也。吾不用驱风之药，但取养肝润燥之品，既已呈效，今嘱善后，所云补水之剂可参用矣。诚能怡情善养，药饵平调，滋润苞根，不使枯槁作燃，即保无虞，管见酌方。后如叶梦，即当赐音召诊。

附方

地黄　人参　麦冬　茯神　当归　生芍　枸杞　萎蕤　阿胶

肝风撮指

杨桂生，初起呕吐，继而呵欠甚长，腹中绞痛，难以名状，身摇心振，十指紧撮，自谓爪掐肉痛，头汗气蒸如雨，发经片时，已而复发。日延数医，用尽驱风化痰之药，而无效验，咸谓方书罕见，决无治法。余诊其脉，沉伏中忽显弦数，弦数中忽然沉伏。诊毕，一医旁问曰：先生，此何病也？余曰：木强土弱，肝风病耳。试观疟之初发，始必呵欠。今呕吐呵欠腹痛，显系土衰木往乘之，所以胃中不能容谷，肝阴被火所劫，是以筋急而牵引撮紧。

但肝为刚脏，一切逐风辛散之药反能助火劫阴，岂非愈加其病？况风热虽一，而木属有二，若病在少阳甲木之风热，固当仿小柴胡之制，今病在厥阴乙木之风热，又当变通小柴胡之制，仿喻嘉言先生所谓丹田有热，胸中有寒之例治之。二剂而愈。

附方

桂枝　白芍　柴胡　姜夏　黄连　干姜　胆草　山栀　甘草

一得集附

四肢拘挛

周秋帆茂才[①]内人，怀孕数月，一日周身痛痹，四肢拘挛，肌肤及手指掌皮数变如蛇蜕之形，惊痛交并，恐成废疾。余诊脉得浮大，按浮为风，大为虚，此营卫不固、血虚风袭之候也。原中风有中腑、中脏、中经络血脉之分，故见症各著其形。今起居如故，饮食如常，外无六经之形症，内无便溺之阻格，惟苦肢节间病，风中血脉奚疑？处以当归四逆汤，当归重用，佐以一派祛风之味，连进四剂而愈。

当归四逆汤　方见卷二虚寒门首案。

① 茂才：秀才。

头痛门

肝肾阴虚

黄锦盛，头左大痛。医以为偏头风，凡疏风清火之药服之，其疼愈甚。观其脉盛筋强，纵欲必多，以致水因下竭而火愈上炽，宜养肝以熄风，滋阴以潜阳。仿仲景济阴复脉之例，参入嘉言畜鱼置介[①]之法，与何首乌、阿胶、胡麻、麦冬、白芍、菊花、桑叶、牡蛎、龟板，药下其痛立止。惟其房劳不节，加以服药不坚，宜其愈而复发也。凡阴虚头痛之症，法当准此。

清阳不升

曾魁星，六月由家赴湾，舟中被风寒所客，恶寒头痛。连进发表，头痛愈甚。又与归、附、芎、芷之属，痛愈不耐，呻吟床褥。同事中见表之加重，补又加重，且有呻吟不已之状，莫敢措手。余诊之，脉来浮缓，二便胸腹如常，问其所苦，仅云头痛，问其畏寒，亦惟点额，又问饮食若何，则曰腹中难过，得食稍可，又不能多食，所以呻吟也。余曰：此中气大虚，清阳不升，浊

---

① 畜鱼置介：谓镇阴潜阳。《寓意草·金道宾后案》："畜鱼千头者，必置介类于池中，不则其鱼乘雷雨而冉冉腾散。盖鱼虽潜物，而性乐于动，以介类沉重下伏之物而引鱼之潜伏不动，同气相求，理通玄奥也。"畜，通"蓄"。《周易·序卦》："比必有所畜。"陆德明释文："畜，本亦作'蓄'。"介，介类，如龟鳖等。

阴不降，以致头疼不息。过辛过温，非中虚所宜。本宜补中益气，则清阳可升，浊阴自降，而头患自除，中虚自实。但因前药辛温过亢，肾水被劫，故舌胎满黄，小水短赤，故用益气聪明汤。果一剂而愈，可见医贵精思，不可拘泥也。

益气聪明汤

黄芪　人参　白芍　甘草　黄柏　蔓荆　升麻　葛根

痰火上攻

傅璜生，苦头痛，呕吐黄水胶痰，口渴，喜饮热汤，发热恶寒，诊得寸口洪滑。此诸逆冲上皆属于火之症，因令先服滚痰丸，继服小承气，一剂头痛如失，呕吐亦止，外症反加热象，目赤鼻干，小水短赤，咽喉作痛，口渴喜热。细察之，悉属阳明之火，其喜热饮者，同气相求之义，有非中寒者比，遂与竹叶石膏汤加茶叶一剂，诸症方清，后与六味丸调理而痊。可见医之为道，权变在人，倘入庸手，见其恶寒呕吐，错认外感，误投散剂，其火岂不愈升乎？又如口渴喜热属寒之论，要未可胶柱而鼓瑟也。

附：后治张宇山，卒然头痛。因前医误服附桂、理中等药，以至日晡尤甚。诊得寸口洪大，令服大柴胡倍加大黄，兼进滚痰丸加[1]茶叶，二剂而愈。

---

① 加：原作“如”，据天宝楼本改。

按：此二症乃实热挟风寒痰火上攻之患也。

滚痰丸

青礞石　大黄　黄芩　沉香

小承气汤

大黄　厚朴　枳实

竹叶石膏汤　方见卷一伤寒门首案。

与龚渔庄先生论头风原委治法书

头风一症，古无确论。原风虽属阳邪，实有内外之分，浅深之别，病多委曲，治少精详。且更混列于头痛门，悖谬不可胜纪。惟近代叶氏、黄氏始有头风失明之说。仆鉴头风害目之流弊，颇得其旨，知眼科内外诸障，即方脉科之内外头风也。日[①]者仁兄语以头风之病，欲为急治，且谓多因饮食失宜，烦劳过度，以致内风为患。足下虽未习医，不啻深于医理者，及今诊脉，益信不诬。盖头痛一症，或风或火，或寒或痰，而脉遂成或浮或数、或紧或滑之形。今脉来主绪清晰，丝毫不紊，且来去应指纯静，在叔和则谓六阴永寿之征，在《太素》则称脉清品贵之验，正岐伯所言众脉不见，众凶弗闻。然脉既无病，则内无实据之风火寒痰可知，而其所以头痛者，诚以萦思过度，加以夜坐气升，扰动肝阳，化风内起。夫肝为刚脏，体阴而用阳，又经言肝为将军之官，谋虑出焉，内因之

① 日：往日。

病，当从此脏悟之。夫肝喜疏泄，故常有梦遗精泄之症；又上盛而下必虚，故见有足寒筋惕之症；且肝阳既已化风内动，必乘阳明而走空窍，故兼有牙龈牵痛之症。窃拟头形象天，为清虚之界，惟风得以居之。夫肝阳伏则风熄而镇静，肝阳升则风旋而鼓舞，足下之头痛时止时发者，关乎肝阳升伏之故也。《内经》以目为肝窍，内风日旋，肝阴日耗，神水消烁[1]，清窍遂蒙，阳亢阴涸，其明渐丧。然则头风害目之弊，亟宜除之。仆尝揆[2]人身一小天地，天地不外阴阳以为运用，人身不外水火以为健行。审症当求虚实，治法必从标本。足下水非不足，火非有余，只因肝阳上行逆僭，不肯下伏潜藏。至于用药大旨，不过和肝熄风、育阴潜阳已耳。然犹有权宜者，务在识机观变，巧施手眼。风若鼓时，乃标重于本，则兼治标以固本，凡轻清甘缓抑扬之味，不得不为酌投；风若静时，乃本重于标，则当固本以除标，凡介类沉潜柔濡之品，不得不为亟进。审度于可否之间，权衡于化裁之内，必使肾阴上注，肝阳下降，庶几清空之窍永保光明之旧矣。辱承下问，敢抒蠡测[3]，惟仁兄鉴之。

---

① 烁：通“铄”，销铄。《周礼·考工记序》：“烁金以为刃。”陆德明释文：“烁，义当作‘铄’。”

② 揆：揣测。

③ 蠡测：以瓠瓢测量海水，喻见识短浅。蠡，贝壳做的瓠瓢。

一得集附

眉棱骨痛

夫病有未经临治之症，亦必有未经用过之方，果症奇耶？抑方奇耶？总之，内外之因变幻不一，未经临治之症，汗、吐、下、消、和、温、清、补八法，凡未经主用者，皆当触类旁通，分经别络为之主用其间，而收捷效者乃曰善。壬子冬，临治林用礼，心腹气痛，牵引头巅，绵绵半载，犹可治事。偶因用椒炒鸡两块下咽，头痛如破，神昏气喘，不敢稍动。诊得脉如平人，不疾不徐，惟眉棱骨内痛如刀刺，天明痛发，至午如刺，至夜如失。余临症十余载，未常一遇，即平日所读书中亦不见载，惭愧实甚。勉从厥阳上冒、鸡性助肝之旨，且痛甚于左眉骨，用熄风和阳，两剂不效，更进清肝凉血之剂，亦如故。窃思痛发天明，正肝木旺于寅卯，显属肝火为患，治之不中肯綮，其理安在？复将三阳头痛疆界辨别，计眉棱骨属阳明，阳明者胃府也。经曰葛根阳明药，柴胡少阳药，于太阳有何涉乎[①]？此三阳之药治三阳之病，稍逊毫厘，尚无干涉。今眉棱骨痛，果阳明胃火而主治厥阴，宜乎罔效。乃疏以石膏、石斛、生地、丹皮之属，佐以葛根为使，服之，果获全愈。余甚愕然，怪其速愈也。一日，检阅诸书，适见《张氏医通》于头痛门中集有眉棱骨痛一条，分

① 葛根……涉乎：语本《本草备要·草部》。

虚实两途，并用选奇汤[1]，虚加归、芎，实加葛、膏。又曰虚而痛者，天明时发，实而痛者，昼静夜剧，此虽与余治验痛发天明属热稍异，足征先贤纂述，用心颇苦。想张氏当日集头痛诸症，特拈出眉棱骨痛一条，多属阳明风热之语，以一时之心裁，启后人之端绪者多也。若曰分门别汇之症，先贤皆经临治，溯百岁之师，未尝尽遇也。所谓审机之士，不拘于文，通变之才，自符千古，亦视乎人之心思耳。

---

① 选奇汤：方出《兰室秘藏》卷上。

卷　二

虚寒门

寒毒中脏

汤胜参，傍山而居，其地甚小，以农为业。时值暑月，其家腹痛呕吐，老幼相似，已亡数口。病之传染，沿门合境，而邻族中死者病者更复不少。其戚友以为天灾流行，不相探问，近地诸医，咸远迹不至。及胜参自病，医巫交错，身已将危，始托友求治于余。至其村，满目凄凉，览其病，舌红口渴，目泛神昏。因问初起若何，其家哭云：起先腹痛呕吐，身热肢厥。余曰：此阴毒也，服何药而至此？乃将前医之方递出，悉柴胡、香薷、芩、连之属。余曰：是矣。不待诊脉，先取药至，疏以附子理中汤，随进附子理中丸，于是汤丸互进，昼夜不辍。次早复视，其浊阴驳劣之逆赖以潜消，但微阳复返之象尚属游移，遍身小泡，攒发肤腠，溱溱①自汗，溅溅②发热，脉来浮大，舌赤无津。转方以八味地黄汤加黄芪、五味，大剂缓进，昼夜再周，方得起坐思食，肤泡渐退。遍身复发小

---

① 溱（zhēn 真）溱：原作“凑凑”，据文义改。汗出貌。

② 溅溅：与下“发热”文义不协，据《伤寒论·辨太阳病脉证并治》疑为“翕翕”。

硬疖，肤无空隙，乃阴浊之毒内伏而外出也，仍与八味小剂频服。于是合村颠连[1]之家悉求治于余，初起者多腹痛呕恶、发热恶寒之候，给以藿香正气散，加附桂温中而通阳。有阴寒极甚而格药不入者，与之白通汤，加猪胆汁引导而通阳。有阴寒入于血脉，厥逆无汗者，投以当归四逆汤加附子、吴萸温经而通阳。种种治法，随症而施。匝月以来，虽皆安好，然愈而复发，病风尚炽，细揣必有其故。因忆临治以来各家之茶皆混浊不清，初意以为不洁，久而疑之，因令取冷水一碗，视之其色混浊，尝之其气冷劣而味苦硬。因叹曰：此地毒也，岂天灾乎？即问水从何出。众曰：屋后山下有土井一孔，历有年矣。亲往视之，满井混浊，余曰：毒也。试问时值六月，本当清泉澄映，况一向酷暑未雨，若非地毒，此水安得混耶？众皆醒悟，咸谓从无混水，今若此，或者山上旧冬所葬新冢之碍乎？嗟嗟乡愚，昔清今浊，显然不识，其斯地之数[2]乎？盖六月天时阴气在下，人身阴气在内，再逢山脉之变，阴毒侵脏，酿成种种寒症。急令他处掘地取水，并制贯众、甘草、雄黄、黄土各用斤许，煎汤一斛，与之皆啜，更经半月，病风遂息。由此观之，凡为医者水土不可不辨。其乡人议建祠立位以报，因捐资维艰，有志未逮焉。

附：上案方成，有二三同道来寓索览。览毕，问曰：

---

① 颠连：困顿不堪。

② 数：气数。

如斯治病，用心苦矣。但胜参之病，子视其舌红口渴，目泛神昏，人多认为阳毒，何能直指为阴毒，而又敢急进附子、干姜乎？答曰：大凡治病必当始终审察，看书尤宜上下留心。盖此症全因误治而致，非病势之自然也。余初望之际，亦尚骇疑，不得不以问字继之。据述初起腹痛呕吐，身热肢厥，则厥之来也，不为不暴矣。经曰暴病非阳①。其厥为阴厥，已无疑义。况前医既误认其症，肆进苦寒攻散，重竭其阳，逼其虚阳外越，故舌红口渴，目泛神昏，势将立竭，不得不以大剂姜、附急挽残阳而驱阴浊，舍此安从治哉？今诸君仅观俚案②明言显语，漫不加察，其何以得经文之妙意乎？又问曰：子辨症敏捷，足征渊源有自，肯与传欤？答曰：自古《伤寒》诸书，原有内外、深浅、伤中之别，岂无传乎？要知此症初起原属内伤直中之例，故厥之来也暴。若外感伤寒传变之症，乃热深厥深，热微厥微，其厥之来也必渐。此阴厥阳厥最紧关头，务在揣摩有素，庶危迫之顷一问了然。余于斯道，虽上古经典疑关，达微通元之功，自知未足，而阴阳二义以静而求，颇为得心。同道曰：适来观案，既得治病之要，复得辨症之诀，更知博古静求之功，请录之以质来者。

---

① 暴病非阳：语见《寓意草·论刘筠枝长郎失血之症》。

② 俚案：对自己医案的谦逊说法。

记读《景岳全书》，有括沙①新按云：向予荆人②年及四旬，于八月终初寒之时，偶因暴雨后中阴寒沙毒之气，忽于二鼓时上为呕恶，下为胸腹搅痛，势不可当。时值暮夜，药饵不及，因以盐汤探吐之，痛不为减。遂连吐数次，其气愈升，其痛愈剧，因而上塞咽喉，甚至声不能出，水药毫不可入，危在顷刻间矣。余忽忆幼时曾得秘传括沙法，乃择一光滑细磁③碗，别用热汤一钟，入香油一二匙，却将碗口蘸油汤内，令其暖而且滑，乃两手覆执其碗，于病者背心轻轻向下刮之，以渐加重。碗干而寒，则再浸再刮。良久，觉胸中胀滞渐有下行之意，稍见宽舒，始能出声，顷之腹中大响，遂大泻如倾，其痛遂减，幸而得活。泻后得睡一饭顷，复通身搔痒之极，随发出疙瘩风饼如钱大者不计其数，至四鼓而退。愈后细穷其义，盖以五脏之系咸附于背，故向下刮之则邪气亦随而降。凡毒气上行则逆，下行则顺，改逆为顺，所以得愈。虽近有两臂刮法之法，亦能治痛，然毒深病急者非治背不可也。至若风饼疙瘩之由，正以寒毒之气充塞表里，经脏俱闭，故致危剧。令其脏毒既解，然后经气得行而表里俱散也。可见寒邪外感之毒，凡脏气未调则表亦不解，表邪未散则脏必不和。此其表里相关，义自如此，故治分缓急，权衡在人矣。愚窃思寒毒中脏，脏为里，所以里气不达，外受之邪，表亦不散，非温经通脉，鲜克有济。足与是案互相发明，故特录出以公诸世。男澍谨识

---

① 括沙：刮痧。

② 荆人：对己妻的谦称。

③ 磁：通“瓷”。《五杂俎·物部》：“今俗语窑器谓之磁器者，盖河南磁州窑最多，故相沿名之。”

附子理中汤

附子　干姜　人参　白术　甘草

四逆汤

附子　干姜　甘草冷服

白通汤

附子　干姜　葱白或加人尿、猪胆汁

当归四逆汤

当归　桂枝　芍药　细辛　甘草　通草　大枣或加吴萸、生姜

以上皆仲景方

藿香正气散《局方》

藿香　白芷　茯苓　橘皮　厚朴　白术　紫苏　半夏　桔梗　大腹皮　甘草　姜　枣

八味地黄汤

熟地　山药　茯苓　泽泻　山茱萸　丹皮　附子　肉桂

内寒外热

胡生考成，夜半潮热，头脑晕痛，脉来浮数，舌心带燥①，似表有热邪。然其平时面色失华，声音不扬，知为中虚之体。不敢清散，姑以六君去术加金钗与之，是夜潮热愈炽，口出谵语。次早再诊，脉仍浮数，目赤舌刺，汗

① 燥：原作"躁"，据文义改。

出透衣，开目谵语，昏不知人，小水赤色，大便不通，种种见症，颇似实热。但潮热虽重，尚可覆被，舌虽干刺，不喜冷水，与粥一杯，便如虎嗜，再啜发呕。参诸平时声色，而又发自半夜，知其表虽热而里实寒，若果阳明实热，见此症候便扬手掷足，安得覆被昏睡耶？又安得渴不消水、啜粥辄呕耶？昔喻嘉言有谓热邪既盛，真阳复虚，此是真阳既虚而热邪复盛耳。授以益元汤，原方中姜、附、参、草、艾叶、葱白回阳补虚，合乎甘温能除大热之旨；浮火之泛，有黄连折之；阴气下竭，有知母滋之。且二味苦寒，更藉以制姜、附之猛烈，庶于口干舌刺之症服之坦然无碍。若夫大汗伤津，有麦冬、五味生精敛液。仍以姜、枣和谐营卫，更入童便冷服者，犹恐格阳之症，拒药不入，合乎热因寒用，其始则同，其终则异，统而言之，究归清补之药耳。一剂诸款悉减，再剂热退身凉。但愈后难健，调理之药大剂养荣汤叠服数十剂，始获如原，盖由少年禀赋不足故耳。

益元汤《活人》

附子　艾叶　干姜　麦冬　五味　知母　黄连　人参　甘草　姜　枣　童便　葱白

冷服。

误表戴阳二条

陈怡太，年老体弱、辛苦劳力之人，得伤风小病，头身作痛，发热畏寒。医者不以劳力伤风之例施治，乃以败毒散二服，遂变大汗如雨，舌干如刺，满面赤色，神志昏惑。问其小便不利，大解不通，俨似极热之症，余固知为误治所致。老年阴气既衰，误汗愈涸，故舌刺口干，而泉源既竭，二便必变。诊脉洪大，按之寂然，虽无急疾之象，然恐误表戴阳于面，元气随汗立散。意欲行真武坐镇之法，但津液内竭，难受辛温之亢味，将欲与生脉救阴之意，而甘酸之药其何以回垂绝之元阳。继思独阳不生，盖阳无阴，则孤阳失所而飞越戴出矣，必得扶阳之药，而兼济阴可也。处古益元汤回阳生阴，药一下咽，果获熟睡，舌刺少减。再剂热退身凉，汗收食进，与理阴煎数服而康。

理阴煎

熟地　黑姜　当归　炙草

许晴霁室人，患伤风咳嗽，诸医投以疏风清肺之药，渐至潮热口渴。尚不知误，更以柴、葛、知母、花粉之属进之，遂变面红目赤，舌刺无津，渴汗齐来，谵语无次。余临其帷，视之骇怖，固知其阳已戴于上也。而前医本所素信，匆匆复至，惘惘一视，尚谓传经热症，急取雪水服之，盖仅知其上热而不知其下寒也，知其脉洪而不知其大空也。因令煎龙眼汤斤许，遂疏八味丸合生脉散，是晚进药不辍，次早复视，俾无根飞越孤阳才得退藏于穴。复追进附桂理阴煎数十剂，全愈。

八味丸　方见前本门首案。

生脉散

人参　麦冬　五味

误表亡阳二条①

陈南圃先生，由京归里，舟泊浒湾②，忽觉浑身麻痹，自服灵宝如意丸，得稍安，日西浑身大热，谵语无伦。昏夜邀视，见其面色如妆朱红，热势沸腾，脉虽鼓指，重按全无，上身躁扰，下半僵冷，知为肾气素虚，真阳浮越肌表，恐其战汗不止，藩篱洞开，势必飞越而亡。宜用表里先后救援之法，因处大剂真武汤与之，坐镇北方，以安肾气。饮毕，复预煎黄芪二两，附子二两，五味、龙骨、牡蛎各五钱，沉香、肉桂各一钱，此畜鱼置介之法，以救既散之阳，后药方煎，人事已清。亥刻果然浑身战栗，魄汗不止，叉手冒心，即将预煎之药亟为啜尽，俾得战止汗收，盖未绝之阳先已安堵，而既散之阳复以驷追，千金之身，救援有数，诚非偶然。重服养荣汤而健。

真武汤

附子　白术　茯苓　白芍　生姜

人参养荣汤

人参　白术　黄芪　甘草　陈皮　桂心　地黄　五味

---

① 二条：原脱，据目录补。

② 浒湾：原作“许湾”，据文义改。镇名，属江西金溪。谢星焕为江西南城人，北邻金溪，金溪南有浒湾镇。谢星焕行医多在南城、金溪，曾寓居浒湾。

茯苓　远志　白芍　当归　姜　枣

陈[1]甫三内人，洒淅恶寒，倏忽潮热，时值夏初，疫症流行。余诊其脉，缓大而空，舌白胎滑，又询其素有肠风便血，经不及期，且外虽肥盛，内实不足。察脉审症，知中气大虚，病从饮食劳倦中来，乃外耗于卫、内夺于营之症。与东垣益气汤，托里散邪之法，畏不敢服。更医，谓是疫邪初起，当服达原饮。服后大热谵语，又见大便不通，更与大柴胡汤，连进二剂，症变热炽躁扰，张目不眠，谵语发狂，且甚有力。医见其表里皆热，更疏白虎合承气一方。甫三素与余契，药虽煎成，疑未敢服，就正于余。余视其目红面赤，乱言无伦，及诊脉，下指洪大，按指索然，此五脏空虚、血气离守之验。是日午刻以人参养荣汤武火急煎，药才下咽，时忽咬齿，两手撮空。余甚怵惕，盖昆仑飞焰，挽救弗及，旁怨莫解，但审症既真，自当极力处治。时方申刻，又将原方四倍加入附子二两，入釜急煎，逾时服毕，谵语未息而发狂少止，似寐非寐。与粥一杯，大呕稠痰，其色青碧，是又不得不先救胃阳。戌刻复煎附桂理中一剂，药未下咽，寒战咬牙，肉瞤筋惕，此假热一去，真寒便生之应也。只恐油汗一出，孤阳立越，幸药已备，亟与进服。亥刻果汗厥齐来，又与理中一剂，遂得安卧片刻，汗收肢温。复与粥饮，不呕，差[2]喜

---

① 陈：此上原衍“误表亡阳”四字，据文例删。

② 差：略微。

阴阳两交，胃气稍苏，余亦安睡。次早视之，阳已不戴，脉亦有根，然昏迷困惫，犹言见鬼，目尚赤，口尚干，此阴火未熄，虚阳未返，津液未生，神魂未敛，以归脾汤吞八味丸，数日喜获生全。但口苦少寐，与归脾汤加山栀、丹皮，大便已闭十五日，至此始得一通，盖胃气素虚，仓廪空乏，经血不荣之故。更与十全大补汤，服半月方健。愈后窃自笑，昔吴又可先生治温疫热邪内盛，一日三变，急症急攻之条，数日之法，一日行之。余今治虚寒真阳外越，一日三变，有急症急补之验，亦数日之法，一日行之。症治不同，用意则一，学者当于读书之余亟将阴阳真假之辨、逆从反正之法殚力追寻，极穷其奥，日常闭目凝神，讨求至理，有如悬镜当空，妖魔悉显，庶几胸有定见，不为假症所惑，于以[1]扶危拯溺救世之慈航[2]也。

八味丸　方见前虚寒门首案。

归脾汤

人参　白术　茯神　枣仁　黄芪　当归　远志　木香　甘草　龙眼　姜　枣

十全大补汤　方见卷一伤寒门同病异治。

人参养荣汤　方见前本门误表亡阳。

① 于以：至于，犹言“达到”。

② 慈航：佛教称佛、菩萨以慈悲之心救度众生出苦海，有如舟航，故名。

误表气脱二条

陈祥光，老年劳力感寒，医者不究其内伤色脉，拘定潮热咳嗽，日与外感之药，极力疏散，乃至气急神昏，烦冤莫耐。与之以水，可饮一杯，与之以食，仅尝一口，问其头痛，则云头痛，问其胸紧，便云胸紧。此气脱神昏，与热盛神昏者迥然不同。余察其形羸色晦，黏涎满口，二便如常，按脉冲指，忽散如羹沸腾，知为虚阳上攻，脱绝之候，急与大剂附桂理阴煎，吞黑锡丸数钱，得安卧，重服前药而健。

附：后其乃媳小产后感冒，寒热咳嗽，余视其面白唇燥，脉来虚大，其热忽有忽无。此产后血虚感寒，与补中益气加熟地、姜炭。其家咸议恐补住寒邪瘀血，更医，进发表一剂，即变气促大汗。复延余治，更见其面红目赤，耳聋谵语，脉来如汤沸腾。此阴虚阳越，势在险笃，疏与八味地黄，重附子，加五味，嘱其急服，尚可挽回。岂知复疑不决，且嫌言过激烈，旋延一医相商，妄称热入血室，竟用四物柴胡一剂，大汗发痉而逝，岂非下井压石者耶？呜呼！病家固不识病，又不识医，医者产后药禁不明，兼症不考，两者俱昧，每致伤生，悲哉！

附桂理阴煎

附子　肉桂　地黄　干姜　当归　甘草

黑锡丸

附子　胡巴　沉香　固脂[1]　小茴　木香　肉桂　黑铅　肉蔻霜　金铃子　阳起石　硫黄[2]

一得集附

阳虚自汗

陈希正学博，素禀阳虚，时届秋令，偶伤于风，寒热间作，脉来浮缓。议用桂枝汤重加附子，将疏方，寒战鼓栗，热汗骤至，进药少安。越日咳嗽，知汗后腠理空疏，复召外邪，遂将原方去白芍，加荆、防，服下汗倍于前，而寒热咳嗽悉除。后因口干鼻热，类于火气上炎，自认秋燥焚金，未审汗后津伤、辛散耗阳之理，误进甘寒一剂，熟睡良久，越时口渴，火愈上炎，又误进参叶汤一碗，继进稀粥二碗，遂至胸腹饱胀，汗出如雨。复请予视，满面红赤，脉来冲指，内外一探，阴气弥漫，知为参叶、稀粥阴壅之气无由转输，上冲心肺，从皮肤而作汗也。因悟搏激过颡、逆行在山[3]之理，取五苓散加姜、附以进，俾得膀胱气化，小便长行，汗止胀消而安。未越日，体间又津津自汗，于是汤扑[4]兼施，按治不辍，面红虽息，汗仍不

① 固脂：补骨脂。

② 硫黄：天宝楼本无此药。

③ 搏激……在山：《孟子·告子上》有“今夫水，搏而跃之，可使过颡，激而行之，可使在山”语，谓用手拍水可使其溅到额头，遏其流动可使其越过山梁，此用以比喻施治机理。颡，额头。

④ 扑：疑为扑粉，外论法之一。

止。《经》云：阳气者，若天与日，失其所则折寿而不彰，故天运常以日光明，是故阳因而上，卫外者也。今汗止复出，非由腠理空疏、阳不卫外之咎欤？遂用真武重加附子，少佐收摄之味，服下，汗虽渐止而四肢渐厥，口渴喜饮，频引热汤自救。其间有议伏疟未分者，有议口渴服燥药太过者，纷纷聚讼[①]。惟余独唱无和，坚执扶阳之法，复以附子四两，人参一两，浓煎汤服，服未终剂，汗收渴止厥回，诸症悉安。无何，越日汗渴厥逆交至，是为去而复返，必有所因。《经》云：欲伏其所主，必先其所因，可使气和，可使必已。兹者叠投汤剂，悉皆刚燥，于阳不违，于阴有乖，宜其退而复返也。乃进四逆汤加童便，未甚效。继进白通加猪胆汁汤，吞黑锡丸数钱，药方下咽，忽然战栗，四肢渐温，阳气得所，顷刻间诸症如失，所谓药不瞑眩，厥疾弗瘳[②]是也。善后之法，一月未弃姜、附，并须按日两剂。迨至卧不受被，有时手梗略冷，或掌心作热，是皆阴阳和而不合之势，乃将归脾、养心、十全大补进退酌用，兼吞八味地黄丸，又遵阴平阳秘、精神乃治之旨，调理而后全安。

① 聚讼：争辩。
② 药不……弗瘳：语出《尚书·说命篇上》。

内伤门

五心潮热

周祥彩，肌体肥盛，惯服班龙丸[1]。客秋在汉，连餐炙煿，复患伤风感冒，微觉咳嗽气急，自进橘附汤，得小愈。但苦头眩难支，惟坐睡片刻少可，深以暴脱为虑，医者又以内伤为词，参、芪日用，病势日增，渐至五心潮热，肌肉消瘦。一日眩晕时忽饮龙眼汤一碗，觉少可，以后每发悉皆倚之。病已逾年，医药日费，客囊殆尽，带棺买舟归里，坐以待毙。其戚友知余循理治病，请诊而求治焉。见其面额黧黑，形似烟熏，唇口齿舌，干燥异常，时欲得食，食已即便，所泄完谷不化，脉虽细涩，然寸关劲指甚锐，余以千虑一得[2]之悟，直许可治，疏方与之。时门人在旁，问曰：周兄之病，势已趋危，吾师许其可治，必有奥旨，可得闻乎？曰：此症始因饮食之火内焚，后加风寒外束，是内热而复外寒也。夫病之在身，始先居肺，肺为华盖，耸然居上。《经》曰形寒寒饮则伤肺，注云形寒伤外，饮寒伤内。今热伤于内，寒伤于外，故病咳嗽气急，此际但取辛凉解表之剂，岂不金彻水清耶？奈何自服橘附之药，以致热邪愈固，肺失清肃，无从输泄，由是身

① 班龙丸：即斑龙丸，出《医学正传》卷三。班，通“辬（斑）”。《说文解字注·文部》：“斑者，‘辬’之俗……又或假‘班’为之。”

② 千虑一得：典出《晏子春秋·杂下》，用为自谦。

中之气有升无降，所谓气有余便是火，其头眩难支者，气升火亦升也。医者不揣病因大旨，专守眩晕为虚，日进参、芪、龙眼，愈加锢闭，无一外隙可通，火既无出，只得奔走空窍。夫大肠者，肺之合也，下利奔迫，辛庚[①]移热可知。时欲得食，消中之累又萌，至于完谷而下，固属火性急速，不及变化，正嘉言所谓其土已为火焚之焦土，而非膏沐之沃土，安可望其生化耶？经云暴病非阳，久病非阴。今病经年余，洞泄半载，其为阳火甚明，其火属阳，其阴必伤，急救其阴，夫复何疑？岂可再用参、芪复蹈[②]前辙乎？且吾之许以可治者有二：两目尚明，瞳神光亮，上焦之阴未绝，一也；下利虽急，小水犹长，下焦之阴亦未绝，二也。况下利奔迫，胸中不实，身体和温，即五心潮热，尚未至于大热躁扰，可见所禀阴气丰厚。即肠胃空洞奔迫，而粥饮饭食尚能继进不辍。吾乘此一线生机，仿壮水镇阳之法，使无上僭下竭之虞，效泻南补北之意，而无金热土伤之虑，爰引一派甘寒润濡之味，清肺泻火，救阴抑阳，如仲景立黄芩汤治协热下利，虽清火迴殊而存阴则一也。彼因胆火肆虐，移热于脾，故用苦甘之剂直清胆火而存阴；此因肺火肆虐，奔迫大肠，故取甘寒之味端清肺火而存阴。取用萎蕤为君，专清肺热，乃水出高源，象乎天也；地黄为臣，壮水保金，乃子母相生，象乎

① 辛庚：指肺脏。肺在天干为庚辛，因称。
② 蹈：原作“陷”，据文义改。

地也；佐以梨汁、蔗浆、蜂蜜、竹沥，除肠胃激烈之燥，济经络津液之枯，象乎人也。无论其邪火正火，君火相火，阴火阳火，得此甘霖霡霂[1]，如饥人求食，到口便消，吾故直许其可治也。下咽未久，便觉神魂返宅，安睡一晚。继进二剂，不饥不泄矣。至善后之法，仍从肺胃立方，节养百日，沉疴顿起。

仲景黄芩汤

黄芩　芍药　甘草　大枣

寒热如疟三条

吴俊明，年二十，咳嗽多痰，微有寒热，缠绵数月，形体日羸，举动气促，似疟非疟，似损非损。温凉补散杂投，渐至潮热，时忽畏寒，嗽痰食少，卧难熟睡。医者病家咸言痨瘵已成，委为不治。闻余精究脉理，姑就一诊，以决死期。因见形神衰夺，知为内损。脉得缓中一止，直以结代之脉而取法焉，此阳衰阴凝之象，营卫虚弱之征，卫阳虚则发热，营阴凝则畏寒，盖肺卫心营之机阻滞，气血不得周流，故见为结代时止之脉。谛思结代之脉，仲景原有复脉汤法。方中地黄、阿胶、麦冬，正滋肾之阴以保金，乃热之犹可也；人参、桂枝、枣仁、生姜、清酒，正益心之阳以复脉，乃寒亦通行也。用以治之，数月沉疴，一月而愈。按结代之脉，须知必缓中一止，方为可治，若

---

① 霡霂（màimù 脉沐）：小雨，此为滋润。

急中一止，便为参伍不调[1]，乍疏乍数，安可治乎？故古人有譬之徐行而息，偶羁一步之语，旨哉斯言，堪为结代之脉传神矣。世人惟知仲景为治伤寒之祖，抑知更为治虚劳之祖乎？

炙甘草汤仲景

甘草　生姜　桂枝　人参　阿胶　地黄　麦冬　麻仁　大枣　水酒

傅妪，年逾七旬，素属阴亏。今春初起微寒微热，余以二陈加麦冬与之，一剂颇安。次日耳中忽流血水，耳傍筋痛，余曰：耳门属肾，老年下元先衰，非湿热聤[2]耳之症，乃肾气上奔之象。《易》曰：龙战于野，其血元黄[3]。议早与金匮肾气汤，晚进当归、枸杞、萸肉、牡蛎、菊花、熟地，各二剂，筋痛血水齐愈。比晚，寒去热来，是为阴阳不和，致令偏寒偏热，非疟症也，法当人参养荣汤，为阴阳两补之剂，嘱之曰：药固大剂，必多服乃可。岂知只投两剂，症未增减，更医，误服升、柴、陈、半之属，是夜大寒大热大汗，陡然人事昏沉，几欲脱矣。再延余诊，脉来鼓指，洪大无伦，声微息促，气高上迫，危在顷刻。细思此寒此热固宜调阴阳，而值此气脱又当收阳为主，以大剂六味回阳饮加芪、术、龙眼、鹿茸，连进二

① 参伍不调：指脉象节律不齐，参差不一。王冰注云：“参，谓参校；伍，谓类伍。参校类伍而有不调，谓不率其常，则病也。”

② 聤：原作“停”，据文义改。

③ 龙战……元黄：《周易》坤卦第六爻的爻辞。元黄，即“玄黄”，清人避康熙帝名讳改为“元”。

剂，徐徐与服，次日人事清爽，寒热亦除而健。

六味回阳饮

人参　熟地　附子　当归　黑姜　甘草

人参养荣汤　方见卷前虚寒门误表亡阳。

彭绍英，年十八，向有咳嗽，曾经失血。客腊[①]婚毕，新正[②]病疟，延医数手，疟未减而神大衰，咳嗽仍作，夜不得寐，每巳午时，寒去热来，寒少热多，热止无汗，间日一发，迨至人事昏困，肌肤削极，饮食减少，始就余诊。脉得浮大而空，两关甚急，余知其失血也，视其舌干发槁，面色枯焦，更知其阴虚也。因谓曰：此冬不藏精，肾水愈涸，至春地气上升，肝木发荣，全赖肾水灌其苞根，则枝叶畅茂。今水泉将竭，何供所乘？以致木郁不舒，发为寒热，渐至枯槁，岂细故哉？奈何医者以柴、芩斧斤之药，愈伐其生，见其人事昏困，凉散不效，更投补中益气，芪、术助火，其阴愈烁。今议专以滋阴为主，又忌滞濡而胃愈戕，清营为佐，更忌苦寒而阳愈损，经曰损其肝者缓其中，损其肾者益其精[③]，缓肝益精四字尽之矣。随症处方，因人而施，以一派生津甘缓之药频服而健。

咳嗽喘促五条

陈东正，辛苦劳力之人，年近五十，一向时寒时热，

---

① 客腊：去年腊月。客，过去的。

② 新正：当年正月。

③ 损其……其精：语出《难经·十四难》。

咳嗽气急，而苏子、桑皮、枳、桔之药，恣投屡矣。迨至两足浮肿，气急上冲，胶痰满口，卧不着席。医者见其小水涓沥，不知其肾阳不化之故，尤泥其大肠壅滞，未识其肺气不输之因，复误进滚痰丸，气愈急，痰愈鸣。及延余视，肩耸目直，脉辟辟然如弹石[1]，势难逆挽。余悯其贫，求生无法，辞去不忍，姑疏肾气汤，以附子为君，互进黑锡丸五钱。私与其戚徐、刘二友及乃郎曰：病本不治，只因尊翁垂危之际，尚有必求余剂死无憾之语，吾益不忍坐视其困。细按仅得一线生机，以小便不长，大解滞涩，盖上欲脱而下未遽脱也。所订汤丸，竟乃郎复与前医相商。其医曰：前后俱秘，岂有可投补药之理？复给丸药一包，约重两许，嘱其急服。乃郎方进药时，适徐、刘二友见而掷之，怒曰：竞闻谢氏生平谨慎，特因病势已极，故不肯担此重任。然视病反复，论症精详，足征持重有识。遂将余订汤丸亟进，次早复视，症未增减，脉亦如故，病之安危，犹未敢许。复将肾气汤加五味大剂以进，每剂吞黑锡丸五钱，令其昼夜三剂，是晚虽未能安枕，然辗转反侧，尚可着席，知其气已返矣。越日复诊，指下辟辟弹石之脉方得柔软于冲和，再进三日，二便如常，卧可安枕。其后或投真武汤，或进景岳右归丸，亟培土金水三脏之本，经

---

① 脉辟辟然如弹石：形容脉促而坚。《素问·平人气象论》："死肾脉来，发如夺索，辟辟如弹石，曰肾死。"王冰注："辟辟如弹石，言促又坚也。"

月之久，方得散步于外。而起一生于九死者，皆徐、刘二友之功也，乃归功于余，因为记之。

金匮肾气汤

熟地　山药　山萸　茯苓　丹皮　泽泻　附子　肉桂　车前　牛膝

黑锡丸　方见前虚寒门误表气脱。

右归丸

熟地　枸杞　山萸　山药　菟丝　鹿胶　杜仲　当归　附子　肉桂

真武汤　方见前虚寒门误表亡阳。

傅孔翁，于忧怒后旬日，鼻塞声重，咳嗽多痰，来寓索方。余知其元阳素亏，拟是肺胃虚寒，因与真水六君子煎一剂，咳嗽更盛，卧不安枕，气喘痰鸣。专人请诊，余思日间所服之药，其不疑陈皮之散，必议熟地之滞。再诊之，脉得尺部浮大而空，气促面赤，喉中痰响，元海无根，真阳上脱，急与黑锡丸，服后气略平，痰亦少止。随进大补元煎加桂、附一方。众曰：熟地滞痰，万不可用。余曰：下部之痰，非此不可。令服之，遂安卧，气亦归源。犹然鼻塞咳嗽，以原方加固脂而痊。

又越月，行房后入水，胁傍微痛，发热恶寒。误投发汗之药，服后身热大汗不止，囊茎俱缩，胁肋胀痛愈盛，咳嗽带红，危在顷刻。不知仲景先生有动气在下不可发汗之戒，汗则肝肾阳亡。夫其胁痛者，肾气奔也；咳血者，龙雷动也；身热大汗，虚阳发外也；玉茎痿缩，阳气败也。法当镇摄封固，外用回阳火救之，内服黑锡丸镇纳真气，叠服后方而愈。

附方回阳火图见卷三吐泻门阴寒直中。

人参　白术　附子　熟地　枸杞　当归　牡蛎　肉桂　沉香

金水六君煎景岳

熟地　当归　半夏　茯苓　陈皮　甘草

大补元煎

人参　熟地　当归　山药　杜仲　山萸　枸杞　甘草

欧生石匠，夏间咳嗽，秋初益甚，但云胸紧气促，似属伤寒感冒之症，然无寒热舌胎之据，且声音面色，俱属不足。此劳伤中气，土不生金，金气衰馁，气耗咳嗽无疑。惟胸紧气促，参、术难以骤进，姑先与建中汤，三服稍安。再加参、芪、当归、薏苡，数剂而痊。

建中汤　方见卷一伤寒门汗不得法。

杨明质，三载劳损，咳嗽多痰，大便常滞，呼吸急促，卧不着席。买舟访治于余，诊得右脉数急，左脉迟软，系阴液虚也。仿古救阴液须投复脉，因与炙甘草汤，令服百剂。逾年来寓谢，曰：贱躯微命，自分[1]必死，幸叨再造，感德不朽矣。

---

① 自分：自以为。

炙甘草汤一名复脉汤　方见前本门寒热如疟。

泄泻不食

胡晓鹤孝廉[1]尊堂，素体虚弱，频年咳嗽，众称老痨不治。今春咳嗽大作，时发潮热，泄泻不食。诸医进参、术之剂，则潮热愈增，用地黄、鹿胶之药，而泄泻、胸紧尤甚。延医数手，无非脾肾两补，迨至弗效，便引劳损咳泻不治辞之。时值六月，始邀予诊，欲卜逝期，非求治也。诊之脉俱迟软，时多歇止，如徐行而怠，偶羁一步之象，知为结代之脉，独左关肝部弦大不歇，有土败木贼之势。因思诸虚不足者当补之以味，又劳者温之，损者益之，但补脾肾之法前辙可鉴，然舍补一着又无他法可施，因悟各脏俱虚之脉，独肝脏自盛。忽记洁古云：假令五脏胜，则各刑己胜，法当补其不胜而泻其胜，重实其不胜，微泻其胜。此病肝木自盛，脾土不胜，法当补土制肝。直取黄芪建中汤与之，盖方中桂、芍微泻肝木之胜；甘、糖味厚，重实脾土之不胜；久病营卫行涩，正宜姜、枣通调，而姜以制木，枣能扶土也。用黄芪补肺者，盖恐脾胃一虚，肺气先绝。连进数剂，果获起死回生。但掌心微热不除，且口苦不寐，咳泻虽止，肝木犹强，原方加入丹皮，重泻肝木之胜，再进而安。

---

① 孝廉：明清时对举人之称。

黄芪建中汤

黄芪　芍药　肉桂　甘草　煨姜　饴糖　大枣

肾虚不寐

钱赞府①，客秋患脱症，下元属虚，叠进芪、术、地、归、桂、附，颇效。而左胁气扇，夜难成睡，至今未除，服尽归脾养心之剂，不应。面色皖白，舌尖深红，肢体怠倦，脉来虚软，此乃心脾肝肾俱病。前服归脾养心之剂，未能疗及肝肾，而不寐由于气扇，气扇由于阳明脉络空虚，肝风得以内鼓，是填纳封固之法，万不可少。今议专以甘温填纳封固之品，服至十剂，饮食倍常，夜寐得安，及二十剂，左胁之气亦不鼓矣。可见医者得心应手之妙，务在分清病源而已。

附方

熟地　白术　山萸　当归　石脂　牡蛎　枣仁　山药　肉桂　附子　甘草　枸杞

述治六条

与许勋翁论失血书：常观万物生成之道，惟阴与阳而已，盖非阳无以生，非阴何以成？有阴阳即为血气，阳主气，故气全则神旺，阴主血，故血盛则形强，人生所赖，惟斯而已。尊阃玉体违和，前承不鄙，冒雨赴召。脉证相参，由来者渐，先天禀赋已为薄弱之体，客腊分娩调理不

① 赞府：对县丞的尊称。

无失宜，心旌摇摇，内烁真阴，阴血既伤，则阳气偏盛而变为火矣，是谓虚火劳瘵之萌也。前经治数手，不过见症投剂，未探真情，见其潮热，概行清火，目睹形羸，即为补血。孰知阴精日损，食饮无味，转劳转虚，转虚转劳，脉从内变，色不外华，而鼻血辄溢，食少力稀，正《大易》[1] 所谓龙战于野，其血元黄，乃亢龙有悔[2]之象，非一二法所能疗。仆虽不敏，既叨不鄙，用敢直陈颠末，稍能深信，何辞病势之重？药进数剂，当有应验之功。足下勿以愚一管之见视为泛常，幸甚。

复冯晓南先生论气喘书：阁下病志情形，愚心洞悉，然药之不愈，何也？请推言之。盖天地阴阳之道，得其和平则气自调而万物生，此造化生成之理也，故道家曰：分阴未尽则不仙，分阳未尽则不死[3]。可见阳为生之本，阴实死之基。阁下先天禀赋薄弱，而后天又暗凋残，故客冬病之将萌，即见气短喘促。一身之中，百体之内，阳气殒灭，阴气混扰，雾云遮蔽，日月无光，中州先失，脾肾两伤，以致木无所滋，金无所养。至今木帝司天[4]之际，肝已告困，脾亦言伤，欲其不筋粗囊缩，其可得乎？设使脾气强健，尤赖施布药力以养生。今病势已剧，胃气日竭，汤药纵下，胃气不能施化，虽有神丹，亦难为力矣。所以

① 大易：指《易经》。
② 亢龙有悔：《易经》乾卦第六爻的爻辞。亢龙，阳盛极。
③ 分阴……不死：语本元代李道纯《中和集·死生说》。
④ 木帝司天：指春季。木帝，东方青帝。

叠进辛热之味，甘温之品，究竟呼之不应，遣之不灵，而桂附理中之补，黑锡丹之燥，两者之力量素称猛将，今用之于此，亦毫无功。忝在相契[1]，愚不能袖手旁观，姑为竭力疏方，稍尽知己之谊。倘能藉此挽回万一，此固愚之私愿，亦阁下之厚幸也。

论治姜吉甫翁丸药善后方启：尊体阴阳均亏，五脏皆弱，中焦困钝，气机不宣，故以术、苓、山药大培土气，建立中宫，以运四旁，则胀满可磨，娇金可旺，熟地、枸杞、女贞质纯能滋阴，使水源充足，庶肾家有归藏之安，附子、肉桂、小茴气厚能扶阳，俾火宅温煦，中州无壅塞之患，鹿茸助阳而精府常富，鹿胶补血则形骸自强，斯中焦运而四脏和，水火交而阴阳偶，身中元气岂不太朴淳全乎？或议地、丹之寒，附、桂之热，抑知非刚不足以化气，非柔何以济刚？且非从阴何以引其阳，亦非从阳何以引其阴？于理固合，于法不悖，谨启其端，附呈明鉴。此番已验宿年之胀，今日之痢缘补中固肾而解，康健月余，谅无返复。但七情之郁，脏气之衰，必善调摄，历岁一周，寒暑再经，方可无忧。倘加情志感触，不遵戒忌，轻则痰咳复起，重则胀势复萌，莫谓赠言之不详也。

胡石泉先生，见余治周祥彩之病，心窃敬重，无病索诊，得两尺蹇滞，如刀刮竹之状，挺挺而现于指，似艰

---

① 契：投合，谓意气相投，情谊深厚。

嗣[1]之脉，知为气血衰残之候。因诘之曰：足下欲求房中之治乎？石翁曰：然。余曰：夫五脏之色，有诸内必形诸外，占其表以知其里。今观先生明堂眼下青色发露于外，且满面黧色，独天庭火光炎炎，是为阴阳亢战之象。夫肾属水，水涸则面黧，又水涸则火必亢，火亢则离宫自燃，君相争权，房中举而不耐，临战即泄可知，实阳强不能藏密之故耳。且肾司精血之脏，君本形盛之躯，宜见两尺泥滑，今乃滞涩异常，势如刮竹勒指，枯槁已极，所以关雎虽咏[2]，而麟趾难赓[3]，以精枯血少也。石翁怫然[4]曰：吾闻丈夫以阳强为美，信如君言，则阳不宜强乎？余曰：阳以亢悍为畏，以潜藏为贵，值此衰残之候，当以寡欲为最。夫寡欲之善，一举两备，一则寡欲保身，一则寡欲多男。《内经》明言阴阳之道阳密乃固，谓阳气秘密而阴气自固也。若阳强不密，阴气乃绝，正阳根于阴，无阴则孤阳不生矣。至用药之法，必遵阴平阳秘，精神乃治之旨，合阴阳而两和之，而后雨泽降也。言时适一贵戚至，石翁藉口辞曰：先生言皆金石，今有俗冗，愿俟异日。余甚惜其不纳也，徘徊其间，索笔记案，以冀其悟，其婢辈私指背笑者有之，岂知余爱友之苦衷哉？后石翁卒惑于方士之

① 艰嗣：艰于子嗣。
② 关雎虽咏：谓夫妻情深。典出《诗经·国风·周南》。
③ 麟趾难赓：谓后嗣乏人。麟趾，喻子孙昌盛，典出南朝王融《三月三日曲水诗序》。赓，接续。
④ 怫然：忿怒貌。

伪，力求房中术，方士日进之药，假名固本养元膏，又谓久战不泄丸，更炫名扶阳不老丹，种种妖诞，实堪发指。究竟内有硫黄、鸦片、麝香、蟾酥毒烈药物，用之提拔阳气，以供一时之乐，数月不辍，渐至彻夜不寐，两肩高耸，玉茎不痿，交接出血，此乃矫阳独升、真阴欲尽之候。医者尚不知急行壮水镇阳之法，以少折其炎赫之威，乃日用人参、麦冬，徒竭重资，旷日缓治，颠沛半载，真至大肉尽削，肌肤甲错，皮焦筋屈，百苦交煎。又以芩、连、知、柏，苦寒杂投，以致胃气日戕。后复求诊于余，余因未病先鉴，坚辞不往，越旬日而先生讣至矣。

陈鸿儒，年二十，时值春月，满面青白，步履不前，咳嗽多痰，声短语促。知其内伤甚重，余念世谊，谓乃尊曰：郎君青年，当此春生，反见尩羸[1]之象，大有可虑。乃尊唯唯。匝月，其病益剧，不能出户，始邀余治。诊得脉来弦数，时忽一止。自云：别无所苦，只是少腹之气不上则已，上则心中战栗，周身寒冷，片刻内外皆热，冲至咽喉，必咳嗽不安。数月以来，请医专治，服疏表药则汗多热重，服补脾药则胸紧咳促，服滋阴药则食少多痰，服降气药则气愈升逼。余知其误，恐鄙见难以取信，因索纸书云：谨按脉来弦数停止，诀[2]称乍疏乍数，三五不调，谓之死脉，但数而不急，此处尚可转旋。据云气上寒热咳

① 尩（wāng 汪）羸：瘦弱。
② 诀：指脉诊口诀。

嗽等证，乃厥阴伤寒病也，缘阴精素弱，肾气衰微，不能领邪外达，仅依脏气推迁。《灵枢》经云：厥阴之脉，自少腹上贯膈，循喉咙，病则气上冲心。惟其冲触不已，故心主不安其位，见为悸动。夫心主血脉，因营卫不调，遂悖乱失常，寒热顿起，且脉来结代矣。若逆冲咽喉，乃肺肾脉络之所，肝气乘水侮金，故为咳嗽多痰，实肝威猖獗，心主失权之象也。《内经》又谓主明则下安，主不明则十二官危，可不畏哉？今欲治此，必滋肾之阴以补金，益心之阳以复脉，非刚不足以去暴，非柔何以制刚，能识此意，方可言治。拟以炙甘草汤滋阴和阳，养肝益心，庶肝火息而不升，则心主安而血脉复其常矣，其寒热咳嗽，不治而治也。方中地黄、阿胶、麦冬、麻仁一派柔药，济肝之刚，乃乙癸同乡、热之犹可之义也；人参、桂枝、生姜、清酒一派刚药，去肝之暴，乃木火相生、寒亦通行之义也。谨将病机传变并用药大旨一一陈之，愿高明垂鉴焉。乃尊世全，见余议论精详，亟将药进，甫投三剂，诸苦减半，寒热悉瘥，药已显有明效矣。讵知前医适至，大訾[①]其药，阅余案，反议迂儒之言何足为信，又议痨症尚不能识，岂有厥阴伤寒之书，且议桂枝、姜、枣之药大非痨症所宜，于是停药数日，寒热复起，诸苦复增。值余归里，复延他医，俱议桂枝、姜、酒痨症最忌，每日令服人

① 訾（zī资）：毁谤。

乳数瓯。其家戚友，咸称稳当，按日不辍，岂知人乳滑肠腻膈，卒至食少便溏。尚不知悟，犹以养阴清肺之药，卧床滑泄，竟致不起。嗟嗟！投珠按剑[1]，诧为不祥，道穷于遇，可慨也已。

王玉溪先生，莅任之初，适报海寇滋扰，缉究为艰，复值饥馑凶岁，亟筹赈救，数载以来，辛苦百倍。突增太翁[2]之变，惊忧备集，因而成病，语言慌惚，步履敧斜[3]，颇似颠狂。春杪至家，其病益甚，走书[4]托治于余。因见人事瞀乱，两目左右顾盼，有时发怒乱走胡言，然禁之即止，是不明中尚有明机也。且时以手按摩心胸，可知膻中之地必有郁结怔忡之苦。诊脉浮大而软，夫浮软为虚，大则病进。仆合脉审症，知先生病从七情忧劳中来也，订归脾汤加龙齿、五味。其戚友知医者多，悉皆诧异，且谓：此颠狂之病，城中诸医悉称痰火闭窍，已服竹沥、铁落，火且不衰，若投人参、芪、术，则不可救。予复详为辨曰：狂之为病，阳郁太过，挟胆胃两阳之火上炎，故越人称为重阳。发之甚则水火不避，笑骂声强，登高逾墙，迅速非常。其脉来或弦劲有力，或鼓激冲指，故有唇焦齿燥、胃实不便诸症，是以有铁落、石膏之治，乃制胆清胃，重而抑之使下也。此则不然，其有时发狂，不过有狂

---

① 投珠按剑：喻无人引荐而受冷遇。典出《史记·鲁仲连邹阳列传》。

② 太翁：对他人父亲的尊称。

③ 敧（敧 yǐ 已）斜：倾斜不正。

④ 走书：派人送急信。

之意，中无所恃，故禁之则止。若谓痰火闭窍，则窍便塞矣，岂能禁之即止乎？又果重阳之病，岂无鼓指之阳脉乎？盖先生之累，始于忧思不遂，抑郁不舒，渐至心精日耗，神明丧失，君主之宫自燃，谋虑之舍乃枯，如木将朽，何堪斧斤？《内经》有言：尝贵后贱，虽不中邪，病从内生，名曰脱营；尝富后贫，名曰失精。曰失曰脱，收摄之法，其可缓乎。坐谈一午，众皆唯唯，孰意执迷不返，余药未投。厥后或服当归龙荟丸，或进礞石滚痰丸，其病日笃，大便溏泄。至六月，醴香少君抵家省视，复邀余诊。脉来如火发燃，残阳尽逼指下，乃知心精已夺，告以事不可为。因问逝日，余以霜降为断，至期果卒。

答门人问死期脉解

门人问曰：玉溪先生精营脱失之病，吾师朗若明镜，某等业已解悟矣。至死期之验，犹有未明，请更示之。答曰：《素问》篇云脉至如火薪然，是心精之予夺也，草干而死。又曰：君火之下，阴气承之，今脉来如火薪然，然者，燃也，是洪大已极之脉也。久病见此，乃真藏之脉尽发于外，岂非心精已夺乎？夫心为阳，夏令赤帝司权，天时之阳犹在，是内绝而外未遽绝，非死期也。草干之时，秋令金气已深，阳气已消，万类咸萎，残阳之脉已极，极则必尽，再合天时之阳气并消，安得生乎？门人曰：唯唯。然某等尚有一疑，请并示之。《经》又谓脉至如弦缕，是胞精之不足也，病善言，下霜而死，不言可治。夫既言胞精不足，又安能善言？既能善言，又安得主死耶？又不言为机关已阻，不曰主死，而曰可治者何也？答曰：读《内经》之法，当字字推想。且上古文字古奥，尤宜贯通，庶得其真。弦缕之脉，其体虽细，最当玩其弦字。缕者乃丝缕之谓，如弦缕，便伏有绞紧急疾下坠之象，此心阳已有亢熯[①]之机，故言胞精不足也。胞精不足，残阳有丧亡之渐，神明失守之征。夫言自心发，其言必妄，善字当作妄字解，故云病善言。下霜之时乃冬令水帝司权，正水来克火之候，残阳岂不消灭乎？故云下霜而死。若不妄言，则虽见胞精不足，却无神明丧失之症。城廓虽病，而君主尚安，亟以养营补心之类，尚可频施救援之法，故云不言可治也。某等跃然领悟，余因喜其明而复语之曰：前条盖言予夺，故必无可生之望，后条但言不足，故或有可治之症。此千古奥义，为尔辈笔之，以志一堂授受之心法云。

痿证门

肺热叶焦

黄守基，年二十岁，客汉阳，当秋寒热咳嗽，足跗浮肿。延疡科医治，误用敷药，足大指溃烂沥沥。又误用燥血药，煎熬津液，勉强收功，渐至足不能移，肌肤益削，已成瘫痪。历医不瘳，皆以不痛为不治。次年六月，买舟

① 亢熯（熯 hàn 旱）：亢热。

归里，求治于余。两人抬出诊视，余视其形羸发脱，脉象细数，腿股大肉已尽，脚垂纵缓废弛。因思经云大筋耎[1]短、小筋弛长为痿，又曰阳明虚则宗筋失润，不能束骨而利机关，法当专取阳明。且起自秋间，寒热咳嗽，肺失清肃，误进燥药，津液枯焦，此燥气焚金，当以肺热叶焦则生痿躄论治。盖痿者枯萎之象，非滋血液，何以得生？惟胃为生血之源，又为金之母，故曰治痿独取阳明也。况寒暑交迁，又值燥金用事，宜清金润燥，佐以甘淡益胃之药。于是以二地、二冬、石斛、薏苡、梨汁、蔗汁之属，日进大剂，按治十日，饮食稍加。改进虎潜丸加黄芪、白术、薏苡、桑枝、茅根，补助阳明，自秋至腊，按日不歇，仅得肌肉稍充，筋骨稍束，尚未能开步。次年继进前药百日，至夏乃愈。计治一载，始获全功。

虎潜丸

黄柏　知母　地黄　虎胫　龟板　锁阳　当归　牛膝　白芍　陈皮　羊肉

火烁金伤

何国开乃媳，得足痛病。医谓为血虚生风，凡疏风养血之药，自春至夏，任服无间，迨至七月燥金用事，足不能移，形体羸瘦，又加痰饮呕逆不已。此火烁金伤，兼之阳明失节，以致机关不利。与丹溪大补阴丸及虎潜合法，

---

① 耎（ruǎn 阮）：软。《汉书·王吉传》颜师古注："耎，柔也。"

重加石斛、桑叶汁，三十剂全愈。

大补阴丸

黄柏　知母　地黄　龟板　猪脊髓

蜜丸。

风火内淫

傅妪，四肢疼痛，不能运动。医进驱风燥湿清火补血之剂，烦热大作，汗出淋漓，耳聋口燥，胸紧气促，四体不知痛痒。前医仍认为筋骨之病，投附子、草乌、秦艽、独活、牛膝、木瓜等药，愈治愈笃。延予商治，乃翁问曰：服药两月，愈见沉重，果是何症？余曰：此症原由形体肥盛，素多痰火，痰火盛于内而召风以入，风入空窍，痰火随之，共入经络，初犹不觉，迨至机关不利，而痰火与风聚结一家矣。书曰肺主周身之气，虽痰火风杂并为病，无不关乎肺脏，正《内经》所谓肺热叶焦则生痿躄是也。夫风药多燥，岂非助热而加其痿躄乎？《内经》云：风淫于内，治以甘寒。夫甘寒清火，人所共知，而熄风谁能深信？不知风走空窍，原由火召，非甘寒厚味监督其间，不能填塞其隙。开方服二剂，潮热减半，汗止。大便艰，却无痞满，尚属枯焦，未敢议下，更方又服二剂，潮热蠲除，人事始清。但时言痛楚，非病进也，盖经脉流通之佳兆耳，复立第三方，服至五剂，手足运动，再服五剂，形骸如常。人皆谓奇，实非奇也。后七月余访友，至高姓治一妇，悉同此症，但初起多服芪、术、龙眼等药，筋加短缩。与以前第三方，每剂加倍，半月而愈。可知医贵洞悉病情，运巧思以制方，毋按图以索骥，斯得之耳。

初方歌

风淫于内，痰火倒颠。肺热叶焦①，发为痿偏。医用辛燥，病益迍邅②。

古哲立法，泽枯为先。药与病埒③，庶几其痊。毋见滞腻，休使油煎。

香蔬茶饭，苦茗相兼。从兹调摄，永保天年。

第一方

桂枝　白芍　槟榔　薄荷　黄芩　石膏　麦冬　芥子　甘遂　竹沥　寒水④石

第二方

生地　丹皮　白芍　薄荷　枇杷叶　矾石　牙皂　石膏　芒硝　薏苡仁　胆南星　竹沥

第三方

生地　石斛　萎蕤　麦冬　薏苡仁　天冬　石膏　地骨皮　黑芝麻　竹沥　蔗汁

表里风热

江妪，下元素虚，今秋四肢十指肿痛，手足不能运

---

① 肺热叶焦："热叶"二字原倒，据《素问·痿论》乙正。

② 迍邅（zhūnzhān 谆沾）：难行貌，喻病势缠绵。

③ 埒（liè 烈）：等同。

④ 水：原作"暑"，据文义改。

动，有时右边肿甚即右边痛加，似恶寒，或微热，舌胎灰白，二便略通，面色枯黑，口不作渴。有以血虚为治者，有以风湿为治者，有以痰饮为治者，竟无一效，卧床贴席，转侧维艰。其兄光裕来寓请诊，脉得弦紧而数，时劲于指，认定为表里风热之症，踌躇良久，乃得其方。病者蹙额问曰：贱躯可活否？曰：三日之内即安。与防风通圣散，每日连进二剂，一剂而大便通，肿消肢软，二剂连泄黑粪两次，遍体得汗，痛止身轻。次早下榻，向家人云：昨服药后，懵懂一日，至晚汗出始清，今晨周身轻快。但许久未经盥面，方取水间，乍闻余至，即出房诊脉。惟步履尚艰，犹须扶持，舌胎变黄，颇思饮茶，仍令原方再进一剂，复泄二次。下午速求止泄之药，余于原方中除硝、黄，加葛根，服之，泄止渴住，安睡进食，其病如失。病者急求补养之药，令买白皮梨，每日啜四五枚，十日外更取熟早米煮稀粥，调养两旬，诸症悉痊。后其兄光裕来寓问曰：舍妹之病，几致废弛，先生一视，预限三日成功，果符所言，必有奥秘，可得闻乎？余曰：令妹之症，必先有饮食之热，后受外入之风，因其体虚，不先伤卫，所以不病身热拘急而直入于营，发为筋挛肿痛，与身中向有之热凝聚经络。夫风无定所，走注疼痛，或左或右，流注关节。风入既久，郁而成热，未经解散，久之必入于胃。夫阳明胃者主束骨而利机关，阳明既病，机关不利，手足岂能运动？恶寒发热者，表邪之征也；舌胎灰白者，伏热之验也。合推此症，是上中下三焦表里俱实，有非轻剂所能疗者。又风邪散漫，非仅苦寒可以直劫，兼之下元素虚，即用重剂，又恐其放逸，更当以固护驾驭其间。由是观之，发表攻里之外，尤当寓一补字于中。然余自幼从不肯用错杂之方，追思古人表里门中成方而得防风通圣散。此盖刘氏河间所制，虽非为此症而设，然与用旨默合，是以借之取效。方中麻黄、荆、防等药能逐在表之风热从皮毛而出，石膏、硝、黄等药能驱在里之风热从二便而出；风热深入于营，有归、芎引表之药而入于营；风热淫聚于中，有术、芍引里之药而入于中。而芎、归、术、芍，又赖以扶持正气，使上中下表里之邪，悉从上中下表里而出，虽经络空隙之所，尽皆驱逐，何致久羁迁延？兼之汗不伤表，下不伤里，非比世俗补泻杂投之治，余是以知效可计日而获耳。至病人药后而大便得通者，人皆知其攻里之验，其自云药后懵懂一日汗后始清者，人尚不得其解。夫懵懂者，冒闷之谓，乃身中作汗使然。譬之天欲雨，必地气蒸上为云，云升于天，雨施于地，而天地清矣，所以冒闷发汗者，发表之验也。至泄多而方仍不变，全不虑其虚者，此时补剂难投，只于原方除硝、黄，以防身中在表之气因咸寒而坠下，而加葛根升提，使身中清气上升，自然泄止渴住矣。以后不再制方者，以病虽至重而表里未伤，只身中风热既久，津液必然受灼，故但以梨汁粥饮灌溉之，饮食消息之。此余自始至终，毫不紊乱如此，夫秘理深奥，化裁生心，本难言喻，今因吾兄愿闻奥秘一言，特一一剖之。光裕曰：医理真玄，治法果奥，请为立案，因详记之。后双某之子亦患是疾，未费深思，按法而愈。此与前治傅妪一案大同，但病变稍异，故治法略殊，学者当合观之。

防风通圣散河间

防风　荆芥　连翘　麻黄　薄荷　川芎　当归　白芍　白术　山栀　大黄　芒硝　黄芩　石膏　桔梗　甘草　滑石　姜　枣

阳强足痿二条

吴新祺，冲年[①]困于酒色，阳道强而不痿，股胫痿而不坚，呻吟床褥，百治不效。籍居崇邑[②]，就治于余。余谓此症始则阳胜阴伤，金被火炼，今则矫阳独升，真阴欲尽，所进苦寒固谬，而温补尤非所宜。记古降心火、益肾水法，惟三才封髓丹于此最合。按方大剂令服，喜胃气尚强，每日纳药二碗，服至六十剂，两症始痊。

因忆向治龚生初起便血，渐至两足痿弱，不能稍移。服归、芪、参、术，其血愈下，其足愈软。买舟由抚来湾，就治于余。两脉细劲，面黑耳聋，余曰：肝血大伤，肾水将竭也，然从来补阴之药难期速效。疏与虎潜作汤，

① 冲年：少年。
② 崇邑：地名，隶属今云南大理下关镇。

令服百剂，许以病根可拔。殊伊服至五十剂，脚可趋步，便血已除，吝费停药。逾年肠红复来，乃将前方再服，稍愈又停，以致便血不息，竟至不起，惜哉！世之剖腹藏珠者，可以为鉴。

虎潜丸　方见前本门肺热叶焦①。

三才封髓丹《拔萃》

天冬　地黄　人参　黄柏　砂仁　甘草

阳痿不起

陈鸣皋，体丰多劳，喜食辛酸爽口之物。医者不知味过于酸，肝气以津，脾气乃绝，以致形肉消夺，辄用参、术培土，不思土不能生，徒壅肝热，故复阳痿不起。颠沛三载，百治不效。盖未悉《内经》有筋膜干则筋急而挛、发为筋痿之例。余诊脉左数右涩，知为肝气太过，脾阴不及，直以加味逍遥散令服百剂，阳事顿起。更制六味地黄丸十余斤，居然形体复旧。此种治妙，惟智者可悟。《内经》一书，岂寻常思议所可到哉？

逍遥散《局方》

柴胡　当归　白芍　茯苓　甘草　薄荷　煨姜或加丹皮、山栀

六味地黄丸

地黄　山药　丹皮　泽泻　山茱萸　茯苓

---

① 肺热叶焦："热叶"二字原倒，据《素问·痿论》乙正。

阳缩不伸二条

陈春初乃郎，将婚，服补养丸剂半月，反致两足无力，阳痿不举。医谓当用大补，加附子、鹿茸，服之无算，渐至两足难移，玉茎尽缩。诊得肾脉独大，右尺尤甚。与滋肾丸一斤，服至一半，阳事已举，药毕步履如旧。此孤阳不生之义也。

滋肾丸

黄柏　知母　肉桂

蜜丸。

黄钦三，病发时浑身洒淅麻痹，腹痛囊胀茎缩。一时灯火、姜、附乱投，得少安。其后屡发，更医数手，无非前法，盖医者总以阴症为治，而病者刻以缩阳为虑，紧持玉茎，诚恐缩完。诊得弦紧异常，目红唇燥，余知其误，以宽言慰之，令急服左金丸合温胆汤，数剂顿安，后以一派养血济阴，镇心潜阳之药调理而健。同道不解其故。余曰：吾人身中惟色胆最大，肾家之强，均由胆家之旺。请鉴诸好色之流，有逾垣乘隙高深不畏之胆，夤夜[1]私奔神鬼无惧之胆，而后能遂其欲。是凡潜踪入房，其胆家之火必先燃，而肾家之火乃盛。当其欲火初起，但制之以恐惧，其阳必顷刻而痿，岂非肾强由胆旺之验乎？故肝为阴脏，缘胆藏于中，相火内寄，其体虽柔，其用实刚，其性

① 夤（yín 银）夜：深夜。

也主动主升，其气也彻上彻下，脏腑表里，为寒为热，身中内外，或现或隐，高自顶巅，深至血海，变幻莫测，病害最多。至其脉络阴器，尤喜疏泄，兹诊钦兄脉盛筋强，目红唇燥，乃肝胆俱旺，血燥不荣，且常有遗泄一病，明明肝火激动精关。诸医不察其遗泄之故，只想汇聚涩精补阳之药，岂非炽火涸血之弊乎？夫火愈炽，血必愈涸，血愈涸，火必愈炽，由是筋脉失滋，遂成结束，乃筋疝之象，非真缩也。加以惊恐，不缩亦缩矣。吾以宽言慰之，释其惊恐之缩，继以苦药清之，解其筋脉之结，补之以气，补肝即是补胆，养之以润，养肾便可养肝。吾临斯症，实非苟然[①]，法参乙癸同乡之义，推观好色之原，丝毫不爽，所以获效。较诸阴症缩阳、面青脉静、肢冷息微者，不大相径庭乎？

左金丸

黄连六两　吴萸一两

水丸。

温胆汤　方见卷一伤寒门误治传经。

答门人问足弛治法

门人问曰：曾视一症，病后足膝痿弱，其机关骨节俱如平人，惟软不能举，难以行立。所进皆气血两补加疏风之药，本古人治风先治血，血行风自灭之旨，然调治一

① 苟然：随便。

载，绝无效验。意疑药力不及，更进十全大补加鹿茸，服数十剂，病亦如故。岂药犹未及乎？抑尚有说乎？答曰：焉得无说？夫血非气不行，气非血不化。凡血中无气则为纵缓废弛，气中无血则不能静，不能静则不能舒矣。故筋缓者当责其无气，筋急者当责其无血。今子所论乃软弱不举之症，是为纵缓废弛之疾，与血无与[1]，但当偏益其气。所进十全大补，乃气血平补之药，犹是气不胜血，所以不能取效。法当四君子加黄芪、附、桂，可收全功。如法治之，果愈。

一得集附

风淫于内

汪宝泉，时届长夏，夜卧当风，值梦遗后得风痹病，始苦左足肿痛，难以移立。即邀予视，亟祈补剂。诊之，脉大舌黄，身有微热，虽初起，其势已重，颇类脚气病，但无恶寒、发热、胸满、呕吐之症，且脉大舌黄，必是风痹。因告之曰：此风湿内蕴，久而化热，萃于经脉之中，法当轻扬辛凉之药宣通经隧，兼以甘寒味淡之属熄风渗湿。但湿凝为肿，风胜为痛，而风为阳，阳主动，势必流走经隧，恐身中四肢关节处难免流注之苦。以风性游移，非比寒湿之邪仅着一处，留而不散，是以《内经》有周痹、行痹之称，即此症也。必邪去然后正安，不可谓因遗

① 无与：无关。

精而病，辄与温补助邪。疏与杏仁、桂枝、防己、防风、蚕砂、羚角、桑叶、通草之属，日夜连进二剂，左足稍愈，身热已除。果然右脚肿痛，更加薏苡、萆薢以利湿，按服三日，两足肿痛虽轻。忽又肘腕、掌节、肩髃各处逐日游移，肿痛不堪，又以前方参加石斛、黄柏、天冬、玄参、茅根、桑枝、梨汁、竹沥，便闭稍加明粉，盖遵《内经》风淫于内，治以甘寒，热淫于内，治以咸寒。半月之久，按日两剂，其功始半。续进地黄丸一斤，乃奏全绩。原自古风痹痿厥之症，治不得法，常多殒命，治或稍差，亦成痼疾，总由不知风痹痿厥该何证，寒热虚实从何据，捡方试病，误人良多。夫四末之疾，必识动而劲者为风，不仁或痛者为痹，软弱不举者为痿，逆而寒热者为厥。况风者必多风热相兼，痹者必风寒湿相合，痿者必火乘金，厥者或寒或热，皆从下起而逆上也。然又病机变化，寒热虚实，皆从人之脏腑转移，表寒里寒，表热里寒，阴虚阳虚，自有分别。或曰：风淫四末之症，案中分析甚明，但所言寒热虚实皆从人之脏腑转移者何？答曰：凡邪之所凑，必乘人身之隙而入，内外相召也。如其人身中素有蕴热，外风一袭，则风为热风，若其人身中素有虚寒，外风一袭，则风为寒风。古之三化汤、防风通圣散，皆为治实火之风而设；八珍、十全、地黄饮子之类，皆为治虚火之风而设。《经》曰：风者善行而数变。正为变虚变实，必从人之脏腑虚实转变也。其间祛邪养正，必察其脏气之偏胜，究其邪气之深浅，庶几了然在望，投剂无差耳。

燥气焚金

刘瑞奇，余丱角交[①]也。经营异地，奔走长途有年，某年秋末患足疾，初起咳嗽筋痛，步履艰难，两腿尤痛，并无红肿。或治以燥湿利水，益剧。更医，疑为气血虚损，与以归脾养心，初获微效，继进无益，渐至腰屈不伸，夜多梦寐。深虞身废，次年春尽买舟归里，邀余视之。面色憔悴，形容枯槁，毛发脱落，大肉尽削。余细询病源，复验其两腿，膝筋浮于外，抽束一团。骇叹之余，沉思再四，念此症发自秋末，彼时肃杀气深，水亏之体，必挟时序[②]之燥气而肺先受病，故初起见咳嗽。若是时以喻嘉言清燥救肺投之，岂不金彻水清耶？无如误投燥湿利水之药，焚肺劫阴，加以芪、术叠进，壅塞机关，虽曰补气生血，而实助火耗津，所以身中百骸之筋无阴养荣，遂至抽束结聚。计惟清火为先，而清其火又虑其虚，则补阴清肺尤为紧要，水果充足，火自平矣。且此症，余心所恃者尤在胃旺，便得生气，甘药亦可多投。疏方每日三剂，服至二十剂，筋舒痛除，三十剂腰伸阔步，五十剂肌肤充盛，面容泽润矣。

---

① 丱（guàn 灌）角交：童年相交的好友。丱角，头发束成两角形，也指童年或少年时期。

② 时序：节候。

附方

萎蕤　首乌　当归　狗脊　薏苡仁　石斛　麦冬　丹皮　芝麻黑　黑阿胶

或加早米、茅根补助阳明，或减麦冬、丹皮防损胃气，或加竹沥、桑枝通经达络。

嘉言清燥救肺汤　治诸气膹郁，诸痿喘呕。

桑叶经霜者得金气而柔润不凋，取之为君，去枝梗，三钱　石膏煅，禀清肃之气，极清肺热，二钱五分　甘草和胃生金，一钱　人参生胃之津，养肺之气，七分　胡麻仁炒研，一钱　真阿胶八分　麦门冬去心，一钱二分　杏仁泡，去皮尖，炒黄，七分　枇杷叶一片，刷去毛，蜜涂炙黄

水一碗煎六分，频频二三次滚热服。痰多，加贝母、瓜蒌；血枯，加生地黄；热甚，加犀角、羚羊角，或加牛黄。

痫厥门

内热生风

吴元东之妇，形瘦多火，患风热病，头疼身痛，发热畏寒。医者不知风为阳邪，寒为阴邪，误用辛温发散，汗出昏厥，不醒人事。迫切求治，视之，面红脉大，知为火气焚灼。以血液衰弱之体，又值汗出过多之变，决非清降可投。盖人身阴阳相抱，乃能动静有常。今阳失阴守，是以阳气独上而不下，而为厥逆之症，又与亡阳之症有别，

法当生阴以维阳，古有此例。处用白薇汤，以白薇达冲任而利阴，参、归生血液而固气，合甘草以缓火势，许其必效，药下果然。

白薇汤

白薇一两　当归一两　人参五钱　甘草钱五分

按：讱庵①先生云：阴虚火旺，则内热生风，火气焚灼，故身热支满，痰随火涌，故不知人。又曰：汗出过多，血少，阳气独上，气塞不下而厥，妇人尤多此症，宜白薇汤。愚窃谓此方之妙，后人罕识其旨。且方载于本草小注，每多泛泛读过。今先君用治斯症，随手取效，殆所谓读书能化，因时以制其宜乎。男澍谨识

风火内淫

傅孚远女孙，形体清瘦，前夏月遍身发出红块，大小不一。医以丹证治之，用草药搽敷而愈。至秋初，忽然仆地，神昏不醒，喉内痰鸣，片刻复清，一日数发。请医数手，通用化痰顺气等剂，毫无寸效。日夜数十发，举家慌乱，急请余诊。脉得寸口洪大，两尺弦紧，自云腹中如焚，欲饮冷水，言未毕卒然昏倒，口开手撒，身凉默默，面白唇红，任捏不知，头仰垂下。因思此症杂出，拟是肾阴枯槁，水火相错，发为痱中，陡进地黄饮子服之，未效。推原其故，中寒条中决无此例。夏月君火专权之令，发出遍身红块，未经清解，误用草药搽敷，逼毒入内，留

① 讱庵：即汪昂，明清医家，休宁人，著有《医方集解》《本草备要》《汤头歌决》等。

于心胞。况且素禀木火之质，肾水不足可知。心火过亢，肝木有余，木盛生风，风火相煽，两淫于中。先哲有云：心火内蕴，膻中如焚，凉膈清心，功见一斑。又《内经》有云：风淫于内，治以甘寒。理宜先进清心散，后服二丹丸，庶为合法。于是疏方，连翘、薄荷清上焦之热，大黄、芒硝救北方之水，芩、连、竹叶清心肺而治风，甘草、山栀通三焦而泻火，调以蜂蜜，合为一剂，服之安睡一顿，醒起更衣，其病如失。仍令二丹丸调理而健。

二丹丸方

丹参　丹砂　天冬　麦冬　地黄　人参　菖蒲　云神[①]　远志　甘草

寒痰堵塞

越日，复治傅孔岳乃孙，忽然默默，手足抽搐，口开眼闭，面白痰鸣，一日十数发。此症原因小儿脾气未健，寒痰堵塞经隧，治宜健脾暖痰。于是以星附四君子汤与之。众云：此儿之病与伊女之症相符，昨先生大黄一剂而愈，兹未周[②]之儿，敢用附子乎？余哂之曰：昨之痰，热痰也，今之痰，寒痰也，寒热迥别，岂曰相符？寒热不知，何复言医？遂令服之，一剂不发，二剂神爽，众皆称奇。余曰：医者理也，凭症望色，又何奇哉？姑笔之以为

① 云神：产于云南的茯神。
② 周：周岁。

后学法耳。

肝火生风

王作仪先生之内人，形长肌瘦，平时喜进温补。时值暮春，乳房胁肋渐次作胀，初尚不以为意，一日忽牙关紧闭，不知人事，手撒遗溺，张目精[1]摇。诸医咸称手撒脾绝，遗溺肾绝，叠进补剂，欲图固脱。淹治[2]旬日，渐至筋敛抽掣，始延余诊。各部应指急数有力，唇齿干燥，大便不通，乃知虽属类中，实为肝火厥逆之候也。若果脱绝之症，五脏凶例全见，当顷刻告变，安得尚延旬日，且六脉俱有力耶？缘素禀木形，兼挟内火，且令当木旺，肝气燥急，故乳胁作胀。夫肝主筋，筋脉不荣，故四体不用；木火生风，故目精动摇；筋脉不和，颊车不开，故牙关紧闭；肝威沸腾，津液妄泄，故汗大如雨；肝邪热炽，阴挺失职，故小溲自遗；津液被劫，故筋敛抽掣。统计之，悉皆肝火为患，处龙胆泻肝汤合当归龙荟丸，连进二剂，病势大减。后进犀角地黄汤兼龙荟丸，进食能言。随用八珍汤除川芎，重加白芍、丹皮，调理而健。

龙胆泻肝汤《局方》

胆草　黄芩　栀子　泽泻　木通　车前　当归　地黄

① 精：通“睛”。《正字通·米部》：“精，目中黑粒有光者亦曰精，今通作‘睛’。”

② 淹治：久治。

柴胡　甘草

犀角地黄汤　方见卷一伤寒门同病异治。

当归龙荟丸

当归　胆草　栀子　黄连　黄柏　黄芩　大黄　青黛　芦荟　木香　麝香

蜜丸。

中食二条

李妇，胸腹大痛，忽然昏倒，手足逆冷，口不能言，两手握固，两尺脉细。先一医断其脉绝必死，已煎就附子理中之药，希图援救。适闻余至，请视，诊得两尺果无，而症与脉反，若果真脱，岂有不面青大汗之理？书云：上部有脉，下部无脉，其人当吐，不吐者死[①]。似此必伤食所致，以故胸中痞塞，阴阳不通，上下阻绝，理宜先开上窗，俾其中舒。因问曾伤食否，伊姑应曰：曾到戚家贺寿，油腻肉面，颇为大啖。因放胆用法而不用药，令炒食盐一两，热水灌服，兼用通关散吹鼻，大嚏大吐，顷刻而醒，吐出完肉数块，面蛋带痰数碗，其病如失。

陈茂初，年壮体强，早膳后忽然胸膈大痛，叫喊数声，卧地不省人事，四肢逆冷，身体仍温。余诊尺脉虽无，而寸关甚坚，且面色未变，喉无痰声，如此卒暴之

① 上部……者死：语出《脉经》卷一。

恙，决非中风、中寒、中气之症。意揣食前无恙，食后即胸膈作痛，盖胸中阳位，食物犹在贲门，阻遏阳气，不得下行，合乎尺脉不至，古人原有食厥之条，当作中食之症。至于治法，有上部有脉，下部无脉，其人当吐之训，于是烧盐一两，煎水一碗灌之，涌出痰食二升而愈。

一得集附

七情郁结

记昔先君授澍曰：病欲十全，入门只先求无过；肱当三折[1]，斯时莫道学有功。临症无论大小缓急，总当于望、闻、问、切四字加意，不中不远[2]。旨哉言乎！何敢一日忘诸？昨视徐妇中气一症，素无他病，顷刻仆倒，目闭口噤，手散脚僵。其夫曰：早吃胡椒汤一碗，身战作寒，午吃龙眼汤一碗，嗳气不舒，因而仆倒。余匆匆一视，以为龙眼壅滞，用神香散调灌，不效。诊脉上浮下伏，与经言上部有脉，下部无脉，其人当吐之例相符，又以盐汤引之，不吐。再掐太冲穴，身略动，自以两手扪胸，知心地尚明，无非会厌机枢不利，转瞬依然，四肢僵冷，细聆呼吸，状如死人，再诊脉伏，乃静念曰：面色青白，必挟肝邪为患；脉来紧伏，可是经络皆痹。今日不过服

---

① 肱当三折：谓临证慎重，反复斟酌。典出《左传·定公十三年》。

② 不中不远：《礼记·大学》有“心诚求之，虽不中，不远矣”，此谓慎重行学，虽未能极尽高致，也差不多。

汤两碗，仓廪之官久已运化而下，故引之无吐。想非风非痰，非食非火，其闭不通者，气而已矣。再问素性好怒否，家人曰：多气多怒，曾因丧子，悒郁至今。夫郁气素横于胸，加以椒性助肝，龙眼壅气，肝愈横，郁愈结，膻中之气无由转输，安得不猝然仆倒？然则斯症虽危，自有斡旋之法，用乌附散香附、乌药沸汤调灌，方下咽，喉间汩汩有声，即呕稀涎一口而苏。惟苦胸闷不舒，噫嗳自揉，继进越鞠丸一两，气畅郁舒，安睡复旧。越半月，胸紧头昏，复倒无知，目瞪口张，势似已危，脉象又伏，知非死候。余与伊夫常聚首，因谓曰：前番目闭口噤脉伏，今脉同症异，当从原意变通。言未已，开声知人，并云头晕目眩，重如石坠，面如火燎，转盼间狂言见鬼，歌笑呻哭。众皆诧异，窃思中气之后，因思复结，仆倒无知，固其宜也，然面赤神昏，妄见妄言，必因郁久化火，挟肝邪为患，应用清肝泻火之剂。又胸紧气急，头重如坠，必缘郁气固结，经道久闭，故脉沉伏，与《内经》血并于上，气并于下，心烦惋善怒之旨合符。遂疏方以逍遥散加丹参、牛膝、玄胡、降香，兼进当归龙荟丸，服下未久，神识顿清，诸症渐减。按方再服，诸症悉除。越日复诊，脉转沉数，沉无固结之患，数有流动之机矣。再询经期，果闭四月有余。本拟速行决津[1]之法，但昨议已效，仍仿原意再投，后更方未费思索，直以解结通经而愈。

道遥散　方见卷二痿证门阳痿不起。

当归龙荟丸　方见前本门肝火生风。

① 决津：决津煎，方见《景岳全书》卷五十一。

卷　三

便闭门二便不通

湿热阻塞

游长万，连值房劳，忽患小腹胀痛，喜以手按，二便阻滞，腰膝酸楚，屈而不伸，食饮难入，食即吐出，却无烦热，唇舌如常。医者认为阴症腹痛，进参、术、附、桂之剂，病仍如故，亦不见燥，但腹中愈满。更医，见二便不通，又以实热作痛，大进硝、黄、枳、朴、车前、滑石之属，愈增胀满，腹中窒塞。更服巴霜丸，欲求一利，竟不可得，日吐涎水如青菜汁者数升，众皆骇然。竟至粒米不入、二便不通者五日，小腹极痛，胀闭难忍，百方不效，愈治愈危，诸医束手，坐以待毙，求治于余。余思人非金石，岂有竭尽攻剂，竟不能通者？今上不得入，下不得出，内关外格之证悉具，本当死在旦夕，何五日尚未死耶？仲景云小便不利，腹胀喘急者死，今幸未喘急，所以尚可生也。脉得肝部独强而横，初甚踌躇，久之脉症相参，始悟与妇人热入血室一症，其义相同。夫妇人先因外感传经热邪，经水适来，热邪既可乘虚而入血室，此亦必先因内伤饮食湿热积聚于中，适值房劳，精道陡虚，所有积聚湿热亦可乘虚而入精道。其内外所伤虽异，其乘虚而入一也。惟其阻塞经隧，胀闭二阴，故前后二便皆阻。夫少腹者肝经所属，阴器者肝脉所络，今湿热乘虚阻塞，如横一闩于中，湿热之气愈阻，肝木之气愈横，所以胀痛难忍。下既不通，无由疏泄，拂逆充溢，势必上冲，直侮所克，上乘于胃，土受木克而为呕吐，观其吐出如青菜汁者，显然肝威之现形矣。此症若不循经引治，何以解肝之结，搜湿热之陷，通其经络而消其阻塞乎？法用牵牛达肾道，走精隧，搜热逐湿，为君，以吴萸、小茴、川楝、橘核、桃仁解肝散结，为佐，加以苦酒之酸以入肝，明粉之咸以入肾，二味化水，拌炒诸药，引之以入肝肾，引上加引，使之直达。初剂小水长，仅得数屁，腹中气响而痛大减，二剂前后悉通，诸苦如失。可见凡病必当曲尽其情，悉心审度，自有一定之理，既得其理，自可应手取效。若但见病治病，不为推求，而谓知医，可乎？原此症从前未经阐发，医者专守下法，屡攻不通，愕愕惊奇，殊堪浩叹。余临斯症，从伤寒门中妇人经水适来，热入血室，悟出男子适值房劳，湿热入精道，补前人之缺陷，广后学之见闻，详述受病之由，并纪制方之妙，俾后之患斯疾者得开一生路也。

附方

牵牛　桃仁　小茴　吴萸　苦楝子　橘核

外用米醋调元明粉，拌炒诸药，水煎热服。

酒毒内结

吴继文，有腹痛病，时呕吐苦水，汤水难入，二便阻塞。向虽屡发得安，不过腹中宿积由呕稍尽，究竟绸缪融结之情并未去也。今春宿痰举发，倍盛于前，四肢厥逆，呕吐口渴，小水涓沥不通，大肠壅塞不行。延绵旬日。遍尝诸药，未能下咽，绝粒不进。脉尚弦数冲指，攒腹攻痛，每痛极时索饮烧酒盏许，似若稍可。吴问曰：阴症乎？余曰：非也。若是阴症，当早已入阴矣。又问曰：热症乎？余曰：非也。若是热症，岂有汤水不入而反可咽饮烧酒乎？吴不悦，曰：无病乎？余曰：兄之病乃兄自招，良由舍命嗜酒，将息失宜，以致酒毒内结，已成酒癖。治疗之法，未易言也，亟宜从此痛戒，庶几希之命得延岁月。言未毕，痛复作，呕复升，急急促令疏方，数剂诸苦如失，但善后之法犹未尽也。越日，寓中诸生偶问：吴之病经先生手到病除，难明其妙，而酒癖之义尤所不识，请受教焉。答曰：癖义颇微，难以言象，当喻而达之。酒关甚钜[1]，夭枉死亡，吾不知其几许人矣。吾侪共操[2]司命之权，各有尊生之任，可不亟讲乎？夫酒虽谷造，原藉曲水两性、湿热二气酿成，少饮未必无益，过饮暗中损命，多饮则乱血，恣饮则注肝。且酒后食必少，中必虚，饮入于

---

① 钜：通“距”，距离。

② 共操：原作“其澡”，据天宝楼本改。

胃，中虚未能施化，其浊质虽输注于小肠，而烈性必聚蓄乎肝经，故善饮者面常青，于此可验。盖酒性助肝，肝性横逆，克于脾则腹痛，乘于胃则哕[1]呕，横于血则肢痹，逆于气则便塞，是肝邪为患，此又历历可征也。又善饮之人，其有终于痿厥偏枯之疾者，禀阳藏而伤于热烈之曲性故也；有终于肿胀膈噎之疾者，禀阴脏而伤于寒冷之水性故也。吴之病，其始必因过量，肝胃受伤，气血多乱，由是乱气乱血随酒性而溢于络，其气血酒性交互凝结，势难分解，傍依肝胃之膜，藏于隐微之中，结成囊癖，如燕之巢，如蜂之窠，其积垒非一日也。继是所饮淫质，随饮随渗，由胃肝而入囊癖，久之囊癖充塞，满则必溢，势必仰冲肝胃，犯肝而为痛厥，犯胃而为呕吐。向者病发呕吐，数日得以安者，不过囊癖之蓄积由呕暂空，得以暂息，其后仍饮仍聚，癖势日增，关隘渐塞，故所呕渐艰，未易出也。他日此癖为蛊为胀，滋蔓难图者，在所难辞。然则今日之治，尤当亟讲矣。大抵酒客忌甘，酸味助肝，最难相适。斯义惟喻嘉言透此一关，必取其气味俱雄之药，所谓能变胃而不受胃变者。今师其意而扩用之，有如寇匪蟠据，侵漫已极，使非有斩关夺门之将，其何以突围而劫寨乎？方中附子、吴萸、肉桂、草蔻之辛热者，用之以通经入络，散痞消癥，然讨寇之兵性情暴烈，每多峻厉，恐其

① 哕：原作“腕”，据文义改。

放肆僭佚，不得不以法度制之，故以黄柏、桃仁、明粉苦寒咸下者以制其猛烈，且藉以泄热佐之也。但膈膜隐僻之区，道路常多曲折，非所易入，恐难决胜，故复使丑牛①、草乌、牙皂气味俱雄者，有锋锐巧捷之能，且有逐水搜湿之功，饮之下咽，犹号令一举，各皆走而不守，直达癖所，赞襄成事，取功易易。然征伐之地，难免受伤，隐曲之处，尚未尽扫，故锐兵利导之举，可暂而不可常，则善后清净之法，尤不可无。越日，吴闻余与诸生会讲是疾，透彻异常，于是坚志戒酒，亟求善后之方。疏平胃散，打糊小丸，晒令干坚，以攻寇也；另以理中加黄连，研极细末，护晒极坚，以安民也。每日空心沸汤吞服数钱，毋令间断，逾年疾不再发，胸膈顿宽，色枯者泽，肌槁②者润。

冷积阻格二条

胡懋光，四肢逆冷，面色青白，吞酸呕吐，食不得入，六脉沉伏，大便不通，小水短赤。细察诸症，皆由阳气不舒，理宜先将下部疏通，庶几清气上升，浊气下降。因与大承气汤，叠进三剂，毫不为动，脉症如故，举家惊怖，余亦骇之，谓岂有大黄、芒硝重剂竟不能通者？继知其人嗜酒，每患足疾，今足未病，湿热未曾下注，致停中焦，将成关格之象。视舌滑润，非燥症也，中焦必有停积

① 丑牛：牵牛子。
② 槁：天宝楼本作“槁”。

冷痰，以致闭结胶黏。正所谓阳微阴浊僭倨，非仅承气咸寒可能开者，法当通阳泄浊，开结驱阴。于是以姜、附通阳以驱阴，硝、黄开结以泄浊，加草乌、皂角，名为霹雳通关之将，以直劫其巢。方成药煎，即忙与服，未及片时，下秽污数斗，小便清长，四肢温暖，食粥二碗，不用再剂，诸症悉痊。此可为冷积绳墨，因详记之。

附方

大黄　芒硝　附子　干姜　草乌　牙皂

邓学文，初起小水短赤，继则腹胀便秘。已服硝、黄寒下之药，腹愈窒塞。更进车前渗利之药，尿愈涓沥，胀闭欲死。危迫之际，延余往治，至时呃逆呕吐，汤水难入，审知素多酒色，湿热壅于膀胱，冷积聚于胃腑，故前阻小便，后塞大肠，气无下降之权，只有升逼之势。细察人迎、气口两脉，紧急可骇，症属关格已极，势在难挽。举家苦劝求治，勉为推寻。因思胃腑冷积，当宗热以攻之，辛以通之，膀胱湿热，宜遵寒以清之，温以化之，于是攻与赤金豆，化与滋肾丸，连进未呕，昼夜三服，俾浊污升逼之气方得下降于沟渎，不再剂诸症悉痊。

景岳赤金豆亦名八仙丹

巴霜　天竺黄　木香　皂角　朱砂　生附子切，略炒燥　丁香　轻粉

滋肾丸　方见卷二痿证门阳痿不举。

脾阳不运二条

胡生新科[1]，胸腹胀痛，大解不通。已服枳、桔、香、朴之属，毫无一效。又与滚痰丸，仍然闭塞。饮食虽甘，而食下作胀，每日探吐痰水数口，似觉稍宽，有粪结于肛门，努挣不下，挖之略出。延余视时，大便未通者已十日矣，然脉来浮缓迟弱，身无寒热，口不作渴，舌无苔积，知为阴结之类，非阳结可比。此必胃气虚弱，津液不布，大肠传送之令不行，而胃中所蓄水谷结而为胀，虽探吐稍宽，究竟津液愈涸，传送愈艰。与理中汤加半夏、厚朴、枳实。才一疏方，众皆不悦，盖病家与病者急欲求通大便，满想大黄、巴霜之药。余独吹无和，只得详为辨曰：行医治大便不通，仅用大黄、巴霜之药，奚难之有？但攻法颇多，古人有通气之法，有逐血之法，有疏风润燥之法，有流行肺气之法，气虚多汗则有补中益气之法，阴气凝结则有开冰解冻之法，且有导法熨法，无往而非通也，岂仅大黄、巴霜已哉？今病原胃气空虚，津液不足，即按症投剂，亦必三五日始通，决非一二剂可效，盖胃气虚而运行迟也。但依吾见，力可承任。胡生闻言，姑信不疑，每日二剂，腹中毫不为动，殊料服至五日，药已十剂，仍然如故，急欲更医。余恐前功尽堕，又苦劝之。因思蓄饮不行，加入半硫丸四钱，仍与前药吞服，再加婉言，把持

① 新科：谓当年科举中试。

二日，共计十七日之便仅得半升溏粪而已，自此饮食起居未费调理而健。然病家与戚友俱议曰：行医仅通大便，如此为难，何贵于明耶？嗟嗟，医固难，知医则愈难也。

吴立成，素好色多劳，吸洋烟，忽因忧郁气结，渐至胸膈不舒。医者妄投消导发散之药，遂至腹胀便秘，呕逆不食，大便不通。更投承气汤二剂，腹中窒塞，痛楚愈增。及余视时，前医先至，又谓病重药轻，大黄今须加倍。余思凡病外感，或热邪传经，或热结胃腑，断无不发寒热之理。且有一攻不转矢气者不可再攻之戒，又况攻之愈塞，其不可攻也明矣，其非热结也又明矣。此脾气衰败，运行失常，出纳将废，而腹中所受苦寒之药一团阴气弥漫，身中冲和之气愈攻愈散，使非大助脾阳，其何以驱此滔滔之阴邪也哉？然病者方急索巴霜丸，前医专主，竟欲与服，余力止之。医者病家均觉不悦，余不得已，乃婉为讲辨。索纸疏枳实理中汤，坐视进药。进毕一剂，病者恍然曰：平时断烟引[①]，理中丸亦曾服过，但此时腹中胀闭，务求先通大便。余曰：此正所以通大便也。病者不答而睡。嗣煎一剂，又亲进之。其医问病者若何，曰：腹中全无动静，但素日未睡，今忽得睡，而满似稍宽。其医寂然而去。余复将原方加倍，计术一两，增桂一钱，服下，腹中气响甚喧，二便一齐通利，所泄之粪半绿半黄，尽是稀糜秽水，并无结粪相间，

① 引：疑作“瘾”。

此腹中一团阴气之验也。愈后调理之药，制附桂理中数斤，自是饮食渐增，烟引亦止。其家虽不以为功，余亦窃喜免谤，最后其医犹谓此等之治不过偶中耳。

癃闭门小便不通

独阳不化

都昌舟子，大小便秘，腰屈不伸，少腹胀痛，倩人[1]扶持来寓求救，狼狈之状，势甚可骇。细视之，面色正赤，鼻准微黄，额汗如珠，舌灱[2]中黄。诘之曰：小便秘乎？其倩人曰：二日一夜，并无半沥，大便亦闭。余知鼻黄者多患淋秘，淋秘鼻黄者势必危。仲景云：无尿额汗者死。因谓之曰：事急矣，恐难治也。病者闻言大哭，余为之恻然，姑为诊之。尺寸沉小，幸劲指有力，复慰之曰：此症虽危，吾可以法救之。意仿无阴则阳不化之旨，欲举东垣滋肾之法。病者忽云：服车前草及六一散、大黄药一剂，愈加胀痛难忍。此又凉寒不服，意者冷结关元乎？然脉象症候固非无阳，且似有火，乃寒之而反重者何耶？因思《内经》有云诸寒之而热者取之阴，所谓求其属也，遂订六味地黄合滋肾作汤，大剂以进，滋阴以化气，外用捣葱合盐炒热布包熨脐，通中以软坚，自午至戌，内外按法不辍，俾

① 倩人：雇请的人。
② 灱（xiāo 宵）：干枯。《广雅·释诂二》王念孙疏证："灱之言槁也。"

得关通，二便顿解。此症生死反掌，读仲景书者方知。

滋肾丸　方见卷二痿证门阳缩不伸。

六味地黄丸　方见卷二痿证门阳痿不起。

湿热内阻二条

王辅弼，初起腹鼓脚浮，小水短少，大便甚艰，气逆上冲。医用五苓、八正诸方，愈加腹鼓，小水涓沥不通。按脉洪大，神彩尚存，足征禀赋甚厚，方可耐此重症。诊毕，谓曰：此乃湿热内蓄，恐成单胀，膀胱气壅不行，以致小水悉闭。今欲治此，须通小水为急，但通小水非气化不出。因问欲汤水否，曰极不口渴，知确由下焦湿热所致，与李东垣先生治王善夫一案大同。遂以黄柏、知母之苦寒以泻内蓄湿热，肉桂之辛热以化膀胱之气，才下咽腹中甚痛，小水遂行，胀满亦消，后以八味地黄丸数服而痊。

八味地黄丸　方见卷二虚寒门首案。

黄万顺，善饮，素嗜炙食。每患淋秘，医投以五苓、八正散，辄小效，渐至溺必艰涩，少腹觉满，时平时笃，已半载矣。一日房劳，前症倍盛，仍进五苓、八正之属，服之溺愈不通，涓沥难出，腹胀腰屈，不可俯仰，匍匐就诊。脉得两尺坚搏，知为素蕴湿热聚于下焦，膀胱之气不化。仿东垣法，以知母三钱，黄柏三钱，肉桂一钱，服之半晌，安睡一顷，诸症如失。厥后一月数发，或一年数发，悉以此方，必效。惟其酒色不节，调理不善，宜乎病源不清，湿热日聚，肾阳日耗，他日腹鼓喘急之患，殆所不免矣。越岁果患是疾而卒。

木郁不舒

许福生，春月腹痛泄泻，小水短涩。余门人以五苓散利水止泄，尿愈闭，腹愈痛，痛泄不耐，呼吸将危，急请余诊。门人问曰：分利而尿愈闭者，曷故？答曰：所谓木敛病耳。《内经》有云：生郁于下，病名木敛[1]。盖木者肝也，敛者束也，肝喜疏放，春月木气当升，今木气抑郁敛束，再被渗利沉降之药，致令生气愈不得舒，是有秋冬而无春夏，安望其能疏放乎？用六君子汤加防风、升麻、桑叶数剂，遂其条达而愈。

述治

小水不通，《内经》称为淋秘、癃闭，最当详审。夫小水之源出于肺，故经曰水出高源也；其道由于三焦，故《经》曰：三焦者决渎之官，水道出焉；其藏在于膀胱，膀胱者州都之官，津液藏焉，气化乃出。可见小便之通与不通，全在气之化与不化，然而气化二字难言之矣。有因湿热郁闭而气不化者，用五苓、八正、禹功、舟车之剂清热导湿而化之；有因上窍吸而下窍之气不化者，用搐鼻法、探吐法，是求北风，开南牖[2]之义，通其上窍而化之；

---

① 生郁……木敛：《素问·至真要大论》作“名木敛，生菀于下”七字，《素问悬解》卷十二作“生郁于下，名木敛”七字，皆无“病”字。

② 牖（yǒu 有）：窗户。

有有阴无阳而阴不生者，用八味丸、肾气汤引入肾命，熏蒸而化之；有因无阴而阳无以化者，用六味丸、滋肾丸壮水制阳光而化之；有因中气下陷而气虚不化，补中益气升举而化之；有因冷结关元而气凝不化，真武汤、苓姜术桂之类，开冰解冻、通阳泄浊而化之；有因脾虚而九窍不和者，理中汤、七味白术散之类挟土制水而化之。古法森立，难以枚举，总之治病必求其本。奈何近时业医者日益众，而古法日益荒，每遇小水闭塞之症，不究其本，执用车前、木通、苓、泽沉寒淡渗之药，以为知医。幸遇湿热聚蓄内结，侥幸得功，以为能事。倘遭一切阳虚之症而用淡渗沉寒之药，其阳愈虚而阴愈盛，阴愈盛而便愈不利，势必腹胀，仍执槟榔、牵牛之药，而阳愈损，其气愈乱，转输无由，势必上奔而为喘急无救矣。仲景云小水不利，腹胀喘急者死，正因阳亡气散故也。吾先君深知此理，曾有治詹姓冷结关元一案，足为承先启后之资。今秋尽冬初时，有字春和者，体肥面白，一日二更时忽然腹痛，敲门邀视。余念邻谊，披衣而往，见其腰屈不伸，自以两手抚按，小腹膨胀，腹中甚痛，面唇俱白，十指稍冷，小水紧迫，欲解不出。脉来沉迟。内外一探，阳气大虚。因问曰：日间曾服物否？应曰：清晨无病，上午小便时身中忽然战栗，尚有一半未能解出，以后微觉小腹带坠，服六一散一文，愈觉腹胀，腹中大痛。余曰：起先小便时寒战，足见身之阳虚，再进滑石沉寒之物，凝而不化，是犹雪上加霜，自然关元冷结。时值二鼓，正阴气充盛之时，阳愈不耐，故病见剧。法宜助阳开结，暖其水而冰自解，冰解而水自流，水流而壅塞自开，塞开而胀痛自消矣。疏方以附子为君，姜、桂为臣，茯苓、甘草为佐，沉香为使，意用姜、附、桂以消阴也，茯、草以泄满也，沉香以鼓升下焦氤氲之气也，药味精专，丝毫不杂，因病势已极，重剂与之，恐其阴盛亡阳。彼疑药之燥，分之重，竟不敢服。再四叮咛，勉强服之。余回寓，药下未半刻，彼见病虽未加而痛尚未减，即更他医，至则大罪吾药，幸彼亦仅用猪苓、泽泻、车前、茯苓、陈皮、桔梗之轻剂，药一下咽，小水长行，立时而痛胀俱失。岂知余剂为之向导哉？次日医者病者皆曰：昨非后剂，几被姜桂闭死矣。嗟乎！彼居无功之功，我得无罪之罪，安得同道高明之士为我一正之？

记读先祖著《医卜同源论》，末附治验。有詹姓癃闭一案云：病自腹痛，连日服药未愈。一日偶用车前草煎服，须臾痛转加甚，小水紧迫，膨胀不出。延余诊时，痛闷于床，呼吸将危，四肢厥冷，脉得寸部浮弦时止，尺部沉迟而疾。潜思阳明实痛，热结膀胱，痛极必汗，今无汗，知非阳症也。又初无恶寒头痛，则于表里无涉。此必生冷伤脏，是为冷结关元，阳气不化。《经》曰：膀胱者，州都之官，津液藏焉，气化则能出矣。重用附、桂，加苓、草，佐以枳实，合为逐冷化气，一剂后人事稍苏，小便紧急十余行，仅得半盏。再剂后安睡一顷，下榻小水长行，痛止而安。此症因案中引而未发，故特表而出之。男澍谨识。

吐泻门下痢红白症附

胃寒肠热

黄平福，形瘦面白，时当暑热，得呕吐泄泻之病。医见口渴溺赤，与石膏竹叶汤，而呕泄未止，反加心胸胀满，神气昏冒，躁扰不安，势甚危急。诊之，脉来浮数，肌热灼指，舌边红刺，满舌白胎，中心黄黑。伊父绍邦，年老独子，求治甚切，因慰之曰：俟吾以二法治之，毋庸惧也。先与连理汤，继进半夏泻心汤，果得呕泄顿止，热退纳食而安。门人问曰：吾师治病，每预定安危，令人莫测。此症先定二法，服下丝毫不爽，其理安在？答曰：业医必揣摩有素，方有把握。《内经》有云：肠中热，胃中寒，胃中热，肠中寒。肠中热则出黄如糜，胃中热消谷善饥，胃中寒则腹胀，肠中寒则肠鸣飧泄。胃中寒，肠中热，则胀而且泄；胃中热，肠中寒，则疾饥，小腹痛胀。斯人斯症，合乎胃中寒，肠中热，故胀而且泻也。然胃中之寒始先原是盛暑逼于外，阴冷伏其中，而医又以大寒之药清胃，则胃愈寒矣。故虽寒热错杂，不得不先与连理调其胃气分其阴阳也。然阳邪内陷，已成痞结，非苦以泻之、辛以通之，其何以解寒热错杂之邪耶？世医治病，但守寒以热治，热以寒治，倘遇寒热错杂之邪，不知《内经》胃热肠寒、胃寒肠热之旨，及仲景诸泻心、嘉言进退黄连汤法者，其何以肩斯任也？

半夏泻心汤　方见卷一伤寒门误下呕泄[①]。

连理汤

人参　干姜　白术　黄连　茯苓　甘草

阴寒直中

傅德生，善饮，衣食弗给。时值暑月，吐泻交作，大汗如洗，口渴饮水，四肢厥冷，尚能匍匐来寓求治。余见而骇之，忙与附桂理中丸一两，更与附桂理中汤一剂，俱呕不纳。又托人求诊，见其吐泻汗厥恶症未减，余益骇之。尤可畏者，六脉全无，四肢冰冷，扪之寒彻指骨，顷刻间肌肉大夺，指掌尤甚。急以回阳火焠之，诸逆幸挽，始获斟酌处方。以大剂附子理中汤加益志，又呕而不纳。因思胃者肾之关也，寒邪直入，舍此大热之药，将安求乎？复悟肾胃之关，一脏一腑，寒邪斩关直入，与少阴肾寒之气，滔天莫制，大热之药，势必拒格。夫理中者，理太阴也，与少阴各别。原仲景治少阴病下利厥逆无脉之症，格药不入者，有反佐通阳之法，用白通加人尿猪胆汁汤。按法煎进，下咽乃受，渐喜脉微续出，阴浊潜消，阳光复辟，九死一生之症，赖以生全。

白通加人尿猪胆汤

葱白　附子　干姜　人尿　猪胆汁

---

① 误下呕泄：原作“误治传经”，据卷一正文改。

附：回阳火图

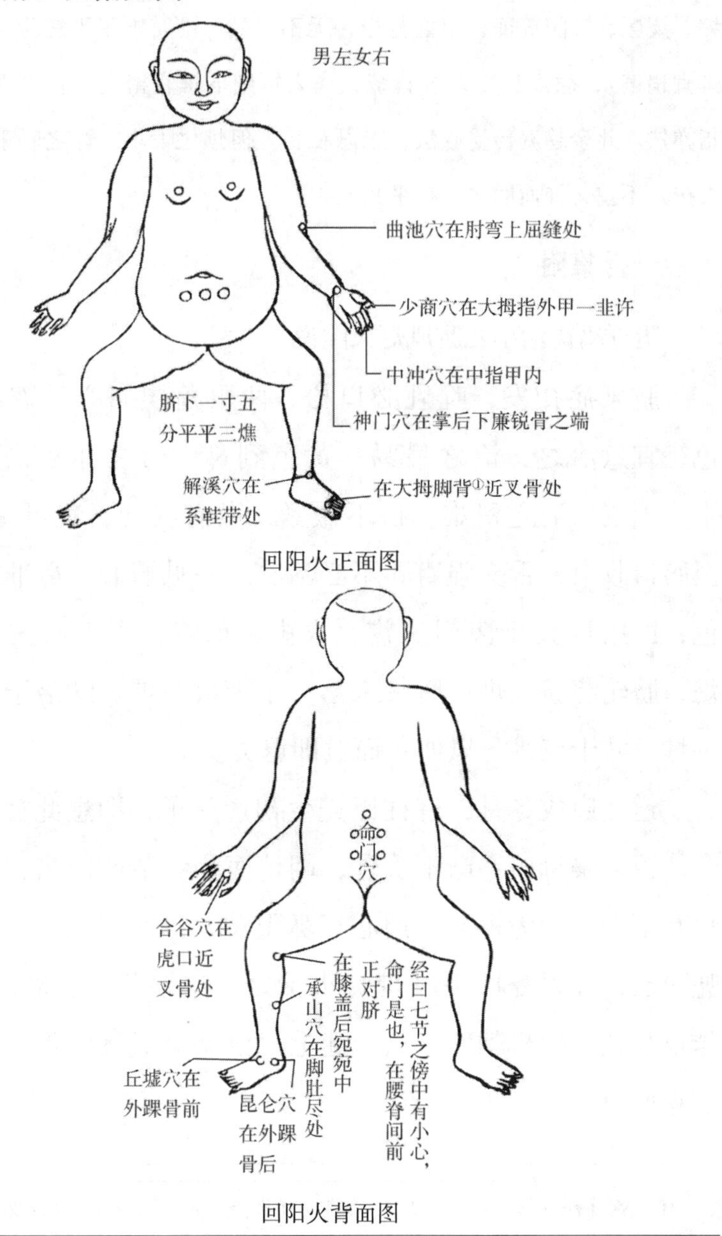

回阳火正面图

回阳火背面图

① 背：天宝楼本作“指”。

按：回阳火不惟能回阳于无何有之乡，凡一切暴中、阴寒、阳缩、痰厥、气闭等证，用之得当，无不立效。惟脐下平平三燋①（中燋宜稍偏），病人长则下燋宜疏，病人短则下燋宜密。诊脉之理，下指亦然。此余趋庭传受心法，未忍私秘。但燋之大小，焠之轻重，与夫按穴不差，神而明之，存乎其人②。

一得集附

附夏禹铸治小儿脐风灯火图说

脐风症初发，吮乳必口松，两眼角挨眉心处忽有黄色，宜急治之，治之最易。黄色到鼻，治之亦易，到人中、承浆，治之稍难。口不撮紧，微有吹嘘，犹可治也，至唇口收束，舌头强直，不必治矣。一见眉心、鼻准有黄色，即用灯火于囟门一燋，人中、承浆、两少商穴各一燋，脐轮绕脐六燋，脐带未落，于带口一燋。既落于落处一燋，共十三燋，风便止而黄即退矣。

道光庚戌冬月，许柱臣先生初产一子，即患此症，邀余往视。渠母曰：已不吮乳，胡请医为？余欲回寓，柱臣色有不忍，勉为视之。眉心至鼻俱黄，口紧不哭，微有吹嘘而已，即以夏氏十三燋灯火治之，遂果苏，吮乳不辍。越早复视，生机勃然，以指迷七气汤调集成沆瀣丹，疏利脏腑而愈。

---

① 燋（zhuó 酌）：同“灼”，烧灼。《集韵·药韵》：“灼，《说文》‘灸也’，或作‘燋’。”

② 神而……其人：语出《周易·系辞上》。

用白通汤异症同验并答门人问

周孔昌，体肥而弱，忽然腹痛泄泻，十指稍冷，脉甚微。因与理中汤，服后泄未止而厥逆愈进，腹痛愈甚。再诊无脉，知阴寒入肾，盖理中者仅理中焦，与下焦迥别。改进白通汤，一服而安。

附：次日，其堂兄腹痛缠绵，渐至厥逆，二便阻闭，胀闷之极。已进攻下，而痛愈重。促余诊治，六脉俱无，且面青唇白，知为寒邪入肾，亦与白通汤，溺长便利而安。

门人不解，疑而问曰：一泄泻不止，一二便阻闭，何以俱用白通汤而愈？答曰：少阴肾者，胃之关也，前阴利水，后阴利谷，其输泄有常度者，原赖肾脏司开阖之权耳。若肾受寒侵，则开阖失职，胃气告止，故厥逆无脉也。今两症虽异，而受病则同，一者有开无阖，故下利不止，一者有阖无开，故二便皆闭。均以白通汤复阳散寒，温暖肾气，使肾气得权，复其开阖之旧，则开者有合，合者有开矣。噫！此《金匮》奥义，仲景隐而未发者。子辈既从吾游，读书必期悟境，悟能通神，洵[1]非虚语，乃知圣人之法变化无穷也。

白通汤

葱白　附子　干姜

---

① 洵（xún 旬）：实在。

木邪侮土

熊锦松，潮热泄泻，呕吐蛔虫，咳逆，牵引左胁疼痛。历服清散温补之药，愈治愈危。迨至夜半，气逆神昏，面红目赤，汗大如雨，俨然虚脱之象。但从来热泄之症最虑阴液消亡，断无戴阳之理，诊两寸弦数，知其脏体属阳，察脉审症，推肝火冲逆，犯土侮金，是以呕泄咳疼诸苦并增，加以温补误投，以致热盛神昏也。与温胆汤，加石斛五钱，桑叶、白附，数剂果安。

温胆汤　方见卷一伤寒门误治传经。

答问

门人问曰：傅孔英之子夜半腹痛，自服曲蘖[1]、砂糖，次日上则呕吐而虫出，下则泄泻而血出。医者以桂枝、白芍、黄芩、木香之药，连下淡血数升，四肢厥逆，辗转躁扰，极危。索饭一碗，食毕，频笑频哭而逝。此曷故也？答曰：大凡治病，必先察其外感内伤，为吾侪临症之权衡，次究其在营在卫，为人身气血之分别。然人有两死而无两生，故曰脱血者无汗，脱汗者无血，盖汗即血，血即汗。孔翁乃郎，吾早见其语声低陷，神彩外扬，声陷而气必弱，神扬而内必空，固知其非永寿人也。今腹痛自半夜，其阳虚阴盛可见，奈何误为食积腹痛而用曲蘖、砂糖，极力消导，大戕其脾胃生气耶？盖曲蘖能化米为酒，

① 曲蘖：酒母。

而砂糖破血尤速，尝于吾乡幼科并方脉诸士及处家者皆切戒之。乃世俗通弊，无论寒热虚实，一见小儿腹痛，即以曲蘖服之，产后腹痛，即以砂糖服之。盖只知其利之小，而不知其害之大也。幸遇体坚病实者服之，虽得取快于一时，每多暗损于后日。至若病虚体弱之人，害可胜言哉？且今人之禀气虚弱者多，虚弱之体脾胃既伤，安得不上呕吐，胃虚虫无所养而上出，下泄泻，脾虚血无所统而下脱乎？当是时，中气大困，安之固之，犹恐不及，奈何医者尚认为外感实火之证，投以发散清下？致令阴阳表里俱伤，是其外感内伤之辨不明矣。夫其临危索饭者，仓廪空，求救填也。大凡虚病将危，食饮倍常，俗云装路食者此也，至此已为除中，不治之证。除中者，言中气已除尽也。躁扰不安者，虚阳外绝，中气内断，厥逆脾绝，频笑心绝，频哭肝绝。盖心主血，肝藏[①]血，脾统血，以三脏俱绝而殒，岂非寒中决裂之验耶？何孔翁及世俗尚不知曲、糖医药之误，乃归咎于方隅鬼祟，不亦异哉？故医者能于望闻问切之间先清其内伤外感之由，则几[②]矣。子辈后遇此症，必当以扶土救阳为先。盖万物以土为根，以阳为生，无土不立，无阳不长，此其大要也。门人又问曰：此证今先生道破，固知其为内伤矣。但分明下血即为血虚，似宜救阴补血，乃言扶土救阳，其理安在？曰：吾早

① 藏：原作“脏”，据文义改。
② 几：差不多。

已言之，夫汗即血，血即汗，有形之血不能速生，无形之气所当急固。况中虚之病，何堪辛散苦寒戕劫之剂？当知治此症与仲景治误汗亡阳救逆之法无少异。且中土一脏，尤为人身吃紧关头。试以五行言之，土能生金，不待言矣。设使木无土，何以载其根，遂其生？水无土，何以御其边底，折其江淮河汉之流？又火能生土，而实火生于土，设使火无土，固无从始其赫曦[1]之化，又何以蓄其升明伏明[2]之胜复乎？盖土非火不坚，非木不疏，非金不泄。是以一岁之中，春夏秋冬，木火金水，各旺七十二日，土寓四季之末，每旺十八日。大哉地道，土膏一动，百草蕃茂，土气一收，万物归藏。究而言之，万物归于土，万物生于土也。推而广之，水火相克，水火又同穴，设使水中无火，则神机寂灭矣，火中无水，则万物枯焦矣。其实水包火外，火胎水腹，故《仙经》曰：龙从火里出，虎向水中生[3]。又《道经》云：两肾一般无二样，中间一点是阳精。学者必须从此推求，自然心地顿开，所谓知其要者，一言而终，不知其要者，流散无穷。读书若但随文解义，何能精义入神？今因子辈不知人身以土为重之要，故并及之。

---

① 赫曦（hèxī 贺西）：光明炎盛貌。语出《素问·五常政大论》。

② 升明伏明：火岁平气为“升明”，火运不及为“伏明”。语出《素问·五常政大论》。

③ 龙从……中生：语本《性命圭旨·亨集》。

按：陈修园著《三字①经》，有曰：若河间，专主火，遵之经，断自我。注云：《原病式》十九条俱本《内经·至真要大论》，多以火立论，而不能参透经旨，如火之平气曰升明，太过曰赫曦，不及曰伏明，其虚实之辨，若冰炭之反也。男澍谨识

痢疾附

劳伤中气

聂安生，腹痛下痢，红多白少。诸医以腹痛为积，又以红多为热，屡进消导，不应。更与芩连归芍服之，潮热时起，下坠难支。欲进巴霜丸，疑而未决。余为诊视，左关弦大之至，唇舌虽红，然不喜茶水，脉症相参，知为劳伤中气，以致营卫不调，盖营虚则血不藏，卫虚则气不固，而为下痢红白也。加之苦寒迭进，致使虚阳外扰而潮热，中气内伤而下坠。意拟理中焦之阳，使气血各守其乡，但脉无沉细，且有弦大，又兼腹痛，据症按脉，斯制木、补土、提气三法，在所必施。与黄芪建中加姜炭，四剂始安。后与附桂理中加固脂、鹿茸，十剂而健。孰谓下利脓血定为热耶?

黄芪建中汤　方见卷二内伤门泄泻不食。

脾胃虚冷

陈丹林之子，十岁病痢，发热呕恶。医以藿香正气散，二日绝粒不进，所下血多白少。诸医见血为热，又称

---

① 字：下原衍“汇”字，据文义删。

胃火之呕，进左金、二陈之属，腹胀胸高，指尖时冷。余视其血，先下者凝黑成片，后下者点滴晦淡，知为脾胃虚冷，致阳气浮越而发热，阴气不守而下奔，中焦困乏而不纳。与干姜甘草汤，一剂呕止，再剂胃胀已消，以早米汤亦受。更方，与理中汤，发热下痢顿止，盖脾胃得权，阳气乃运，使气血各守其乡耳。

肠胃积热

王子仪先生，素善病，尝读医书，艰于嗣息，喜补畏凉。客春举子[①]，属胎寒，甚小，自周以来，未进凉药，不知《内经》所谓久而增气，物化之常也。今秋深得挟热下利症，自进止涩之药，利愈甚。及延医，言其为热，用连翘、黄芩清火之药，更呕乳。于是畏凉如虎，日延数医，迄无定见。子仪日夕看书，对本宣科，漫无适从，轻剂小试，以图稳当，日复一日，遂酿成一极重热症，犹自认为虚阳发外。即有医者认其为热，不令开方，即行辞去，然又不能自主，请余往治。余见症是一团火毒内焚、暴注下迫、诸逆冲上之大热症，非大寒不能胜病，而力争明辨不足以破其惑，乃佯不发声。疏方附子、白术、干姜、肉桂、蔻霜，才一开出，众皆唯唯，共相契赏。及开等分，术、附一两，其余俱五钱，众皆缄口。子仪亲自持方曰：承赐妙方，大符鄙见，但儿小未免分两过重。余勃

① 举子：得子。

然曰：既不信，何劳相请？即欲回寓，子仪坚留，众共挽，又佯为辞曰：事至此，不可缓矣，余有人参补药丸，两副同进。众谓此中必有真参，忙调灌之。岂知余用黄连解毒丸及六一散，一服呕住神安，再服泄止热退。但口尚渴，与六一散，令煎洋参、麦冬汤调，频服而痊。子仪致谢曰：多蒙妙药，有费重资。余不觉一笑，然亦未敢明言其事。盖此乃一时权变之法，诚恐不知者将以我为欺人之尤，然苟可救人，有所弗辞也。

黄连解毒汤

黄连　黄芩　黄柏　栀子各等分

一得集附

木邪侮土

邹锦元之妻，小腹绞痛，里急泄泻，每欲小便，腹筋牵引阴中。诸医见泄止泄，投尽理脾涩剂，月余不瘳，势甚危笃。继复呕吐，汤水不入，胸以上发热，腹以下畏寒。余诊之，曰：若果内寒外热，安得月余痛泄之病尚有弦数之脉？此必木邪乘土，下寒上热，当推关格之例治之。仿进退黄连汤，加吴萸、木瓜、川楝、蜀椒、乌梅，月余重病，不过三服而安。盖仿先君治熊锦松泄泻吐蛔潮热咳逆一症，推肝火冲逆，犯土侮金，用温胆之法扩而充之也。

嘉言进退黄连汤

黄连　干姜　人参　桂枝　半夏　大枣

按：此方本仲景黄连汤，而黄连汤有甘草，与小柴胡汤同意，以桂枝易柴胡，以黄连易黄芩，以干姜易生姜，余药皆同和解之意，一以和解表里之寒热，一以和解上下之寒热。仲景心法如此，嘉言有进退其上下之法，以治关格，非中人所能辨也。

风火门

牙紧唇肿

陈元东，连日微觉恶寒，两耳痛引及脑，然饮食自若。曾向吴医诊治，服川芎茶调散，下咽即浑身大热，面红目赤，牙紧唇肿，咽喉窒塞，瘾疹红块，攒发满项。举家惊怖[1]，急延吴医复视。吴医束手无法，陈氏昆季[2]伯侄交口怨为所误，乃一面闭阻吴医，一面各寻别医。及余至时，数医在堂，未敢用药，有谓此非桂附不可治者。余因问曰：此何症也？一医曰：误表戴阳于上，阴斑发于皮肤，必须桂附方可收阳。余笑曰：先生可独领治否？其医曰：如此坏症，谁肯领治？余曰：吾可领之。遂将吴医原方加甘草五钱，并曰立可呈效。其家见余言直切，急煎与服。药一入喉，微汗热退疹消，头目俱清，一时人事大爽。诸医见余言已验，各自回寓，而吴问曰：加病是此药，愈病仍此药，且加病甚速，愈病仍速，如斯奇治，令人莫测，肯以传乎？答曰：五行之速，莫如风火。此症本

① 怖：原作“佈”，据文义改。

② 昆季：兄弟。

风火内伏，阁下特未察其隐而未出之故耳。原药升发宣扬，治本合法，但一剂其伏邪只到肌表，宜乎逼蒸发热，头目赤肿，皮肤疙瘩，盖发犹未透也。余乘机再剂，解肌败毒，攻其汗出，则邪可尽达，自然风静火平，合乎火郁发之之义。但风火交炽，势甚暴急，故重加甘草以缓其火势，乃甘以缓之之意。法遵经旨，有何奇哉？吴长揖曰：先生诚高妙，胜吾等远矣。

牙关紧闭二条

傅毓尚长子，潮热畏寒。医以羌、防、柴、葛之属，热愈甚，大汗淋漓，四肢怠惰，食已即饥。医者犹谓能食为美，见其潮热不退，更认为疟疾，复用柴胡、槟榔之属，其热如故。问其大便甚难，又加大黄、枳壳，便仍未通，乃至牙关紧闭，口中流涎[1]，面唇俱白，大汗嗜卧，腹中欲食，口不能入。前医束手而去，始延余诊。问其初有潮热畏寒，继则大汗，易饥便坚，四体倦怠，后乃牙紧，床肿涎流，诊得诸脉弦小，惟两关洪大之至。细察此症，虽属三阳经病，但与太阳少阳全无相涉，悉是阳明胃病，盖胃中伏火为中消候也。以泻黄散加七厘、升麻、大黄与之。方中最妙防风、升麻有升阳泻木之用，所以能启发胃中伏火，不致清阳邪火两遏其中，使之尽行舒畅，又有七厘诱之，石膏凉之，大黄泄之，栀子引之，甘草调

① 涎：原作“延”，据天宝楼本改。

之，蜂蜜润之，井井有法，诚为胃中伏热之妙剂也。下咽后熟睡一顷，牙关即开，流涎亦止，潮热亦退。更以搜风润肠之药，频服而健。

泻黄汤

防风　藿香　山栀　石膏　甘草

熊妇，年十七岁，起日畏寒发热，次早大热不寒，不知人事，牙关紧闭，面唇俱赤，胶痰满口，遍身痿软，状若无骨，六脉急数，二便阻滞。医者见其身软，咸称不治。不知寒则筋急，热则筋弛，此真风火之症，古称类中之属也。询知食炒豆子过多，盖身中素积内火，加以外入之热，继受外入之风，风乘火势，火借风威，所以卒倒无知。理宜两彻内外之邪，使表里清而神识朗。先以稀涎散吐之，随进疏风清热、通关化痰之药而痊，后以生津之药而健。

附方

防风　荆芥　连翘　薄荷　大黄　明粉　黄连　南星　僵蚕　草乌　牙皂　甘草　姜汁　竹沥

稀涎散　方见卷一中风门首案。

缠喉风

熊惟忠女，年近二十，未出阁，素无病。六月，夜食新炒花生就睡，次早日高不起，家人视之，牙紧气促，遍身大热，昏迷不醒。即遣人报知姻家，其姻王君植阶与余相契，邀余同往。路途窎远[1]，日晚始至，伊家已具棺椁[2]矣。熊君邀入书室就歇，告余曰：早间遣人报请时，尚身软大热，随后身冷僵硬，两家不幸，空劳台驾，姑请歇息。余思此症，若非虚脱，必是闭塞。因谓熊君曰：人之生死，原有定数，亦有定理。今令爱之病，揣理不明，欲为一视，以明其理。熊君止曰：小女不幸，然劳驾远来，微礼自当奉敬，但今将殓，断不敢烦。余曰：非为利也，不过明其死于何症耳。于是持烛入室，去帛谛视，满面红色，鼻准尚有汗注。余曰：如此活人，何故埋之？遂与雄黄解毒丸合稀涎散，调匀一杯，彻[3]枕，从鼻灌下，灌至一半，药从齿缝溢出，其口忽动，牙关忽开。观者大惊，复将所余之药从口灌入，喉内有涎溢出，手足一时齐动。观者益惊，余益振发精神，仍加前药再灌，立时侧面而吐。又与前药，呕出胶痰一瓯，呻吟不已，人事始苏。然尚不能发声，时已鸡鸣，抱入卧床，嘱其开口细视，满喉胶痰红丝绕塞，乃知缠喉风也。迨天色将晓，觅取土牛膝捣汁，调玄明粉一两，鹅翎卷出其痰，随呕随卷，乃得发声开目。与疏风清火药三剂，又频进生津药而安。是时竞羡为神，究竟不过察其情、求其理耳。

---

① 窎（diào 吊）远：遥远。
② 椁：原作“槟”，据文义改。
③ 彻：撤去。

稀涎散　方见卷一中风门首案。

雄黄解毒丸

雄黄一钱　郁金二钱　巴霜一钱

醋糊丸。

痰饮门

喘息不已

王毅垣先生，平日操劳劳倦思虑，俱伤脾气，素有痰饮，稍饮食未节，或风寒偶感，必气喘痰鸣。十余年来临病投药，无非括痰[①]降气之品，迩来年益就衰，病亦渐进。值今秋尽，天气暴寒，饮邪大发，喘息不休，日进陈、半、香、砂之属，渐至气往上奔，咽中窒塞，喉如曳锯，密室中重裘拥炉，尚觉凛凛，痰如浮沫，二便艰涩。余见其面赤，足胫冷阳被阴逼外出，两人靠起扶坐，气逼咽嗌，不能发声，脉得左手沉涩，右手缓大。因思喘急沉涩，已属败症，且四肢虽未厥逆，而足胫已冷，实未易治。继思胸中乃太空阳位，今被饮邪阴类僭踞，阴乘于阳，有地气加天之象。急以仲景苓姜术桂汤加附子一两，连进二剂，病全不减。再诊，左涩之脉已转滑象，而右大之形仍然如昨，乃知中土大虚，不能制水，饮即水也。嘉言喻氏曰：地气蒸土为湿，然后上升为云。若中州土燥而不湿，地气于中

---

① 括（guā瓜）痰：搜痰。

隔绝矣，天气不常清乎[1]？遂将原方重加白术，减附子，大剂再进，而阴浊始消，胸次稍展，溺长口渴。毅翁恐药过燥，余曰：非也。此症仲景所谓短气有微饮者，当从小便去之，况渴者饮邪去也，何惧其燥耶？仍将前药叠进，乃得阳光复照，阴浊下行。其善后之计，仍仿嘉言崇土填臼之法，缘饮水窃踞，必有科囊[2]故耳。

咽喉壅塞

陈霁云尊堂[3]，年逾五旬，形体肥盛，平素多痰，余每以姜、附投之，辄[4]效。厥后医者步辙屡进，渐有肩胛[5]疼痛、手足拘挛之状。医又云当防[6]中风，日进茸、附之药，既不知久而增气之例，又不审病因气变之理，竟到危急之极。深夜邀视，牙关紧急，咽喉闭塞，且满面火光炎炎。诸医环睹，皆认中风，称为戴阳危症，家人忙进参、附。余见病势甚急，不能与辨，令取盐梅捣汁擦牙，俾得牙开，始见满口胶痰，壅塞咽喉。随用稀涎散调水卷取其痰，约呕升余，其声稍开。然尚不能言，又以元明粉搅洗喉中，随呕随搅，又呕涎升余，方云要睡。次日连进控涎

① 地气……为云：语出《寓意草·答门人问州守钱希声先生吐血治法》。

② 科囊：窠臼。

③ 堂：原作“嵣”，据文义改。

④ 辄：原作“辍”，据文义改。

⑤ 胛：原作“脾”，据天宝楼本改。

⑥ 防：原作“妨”，据文义改。

丹，二日中约[1]进六十粒，始得微泄，改进清肝化痰之药而健。

肩臂疼痛

傅沐初，年壮体强，性豪善饮，患肩臂疼痛，每晚酸麻尤甚，手不能举，自虑风废。吴城诸医，疏风补血，历尝不瘳。余视其声音壮厉，又大便颇坚，知为酒湿内蕴，痰饮流入经隧。原人身卫气昼行于阳，阳主动，动则流，故昼轻，夜行于阴，阴主静，静则凝，故夜重。

按：此症实痰阻滞经隧，法当攻刮搜逐。先与控涎丹，继进茯苓丸，旬日微泄数次而安。

控涎丹

甘遂　大戟　芥子

等分，为末糊丸，临卧姜汤服。

茯苓丸《指迷方》

茯苓一两　半夏曲二两　枳壳五钱　风化硝一钱五分

姜汁糊丸。

左右胁痛

余素胃气不清，喉间有腐秽结痰如豆粒者时出。一日倚栏片刻，觉右胁疼痛，右肩肘胛重坠莫举，身稍转侧，即牵引胁肋疼痛颇甚，身略恶寒。投发表药，不应。因思此症非风非气，必败痰失道，偏注右胁之故。以平胃、二

① 约：原作“绔”，据天宝楼本改。

陈加芥子、蒌仁，二剂而安。

附：后治周成翁，恶寒胃痛。医与疏渗药，胃痛偶减，忽加左胁疼痛，时发眩晕，欲补未决。延余诊之，脉来濡滑，因推胃中痰饮流注肝络，故有风旋痰眩之象。与二陈加芥子、瓜蒌、枳实而痊。

平胃散

苍术　厚朴　陈皮　甘草

二陈汤

半夏　茯苓　陈皮　甘草

疟症门

独热无寒

杨有成先生，患疟两月，历试诸药，弗效。其疟独热无寒，间日一发，口不渴，身无汗，自觉热从骨髓发透肌表，四肢如焚，扪之烙手，视舌润，脉又沉迟。窃思果属瘅疟，安得脉不弦数，口不作渴，且神采面色不为病衰耶？此必过食生冷，抑遏阳气于脾土之中，阳既被郁，郁极不通，而脾主信[①]，故至期发热如疟也。治之之法，必使清阳出上窍，浊阴归下窍，则中焦之抑遏可解。与升阳散火汤，果汗出便利而安。

附：陈友生病疟，脉象形色悉同，惟独寒无热，医治

① 脾主信：古时以五常配五脏，脾脏配属于信，因称。

三月不痊。察其溺短无汗，知为外寒内热、伏火畏寒之症。盖火郁土中，而脾土主信，故至期如疟。惟有发之一法，亦与升阳散火汤而愈。

按：此二症一寒一热，俱用升阳散火汤，无非升发脾阳，与古人以肾气汤治消渴溺多，又治水肿溺少，一开一阖，无非蒸动肾气。非深造微妙者，难与语也。男澍谨识。

升阳散火汤东垣

人参　防风　柴胡　葛根　升麻　独活　羌活　白芍　生熟甘草　姜　枣

寒少热多

陈奇生室人，妊身九月，得疟病，久治弗痊。其疟寒少热多，汗大口渴，迨至坐卧不安，势难支持，腹中胎气乱动。诸医以安胎、攻病无从措手。余诊其脉，略有躁乱，再视其舌，已显镜光，面白唇红，青筋满露此木邪侮土，乃津液大伤，胃火掀腾。虽年少体强，然汗后脉躁，最犯禁例。盖恐明日疟至，而正虚邪盛，治不得法，则母子难保矣。因思胃火掀腾而久疟食减，芩、连决不能进；津液大伤而土败木贼，归、术又难酌投。拟补虚清热之药，惟有纯甘可采，因举黄芪五钱，石斛五钱，人参五钱，桂枝八分，乌梅一个，煎汤已成，另捣梨汁一杯，姜汁少许，冲服，嘱其即服一剂，至夜备煎一剂，明早将曙再进。病者两服药后，俱云好药，以味甘可口，与胃相适也，是日疟竟不至，再与甘温调理而健。但此症脉来躁疾，面白唇红，青筋满露，若用柴芎，伐肝必毙。

饮食伤胃

周秋帆先生，秋间患疟，每日午发，寒热相平，退时有汗，头疼或又不疼，口渴或又不渴，二便无恙，夜寐亦安。此客邪尚浅，然治经二旬，凡发表、清里、和解、补中诸法投之，渐剧，况体气素虚而烦悗[①]莫耐，叠投补剂而胸膈加痞。余诊其脉，亦皆和平，舌胎黄滑。审症察脉，似当温补，然又补之不投，岂敢再陷前辙乎？谛思良久，不得其情，惟于审症中察其略有嗳气，或时以手摸胸，知饮食伤胃，食滞未消，方书称为食疟者也。法当消补兼行，疏通脾胃，庶几中无阻滞，营卫自通，俾枢机流利，其疟不治而治。方以生白术为君，佐以陈、半、草、果、藿、朴、苓、泽之属，一剂疟轻，二剂果愈。足见医家治病，如老吏审案，倘正案难凭，当以旁情参之，庶不为假证所惑也。

元气不足

许抡能，患疟，间日一发，寒时渴饮，热时汗出，久治弗痊，因而食少困倦。予诊外邪已透，正气未复。抡以病苦为虑，疟未至而先恐。余曰：俟吾截之，尔当胆壮可也。令煎人参五钱，生姜三钱，将曙即服，疟果不至。其内人小产后感触发疟，余以补血、桂枝二方合剂与之，疟

① 烦悗（wǎn 晚）：烦热。悗，内热。

虽轻而屡发不止，仍以参、姜二味重用按服，其疟亦止。抡问：生姜、人参二味，诚为截疟之妙药乎？余曰：非也。凡病虚实多端，用药温凉不一，岂可以一法尽之？且古截疟之方，难以枚举，然有效于此者不效于彼，甚至因截而误事者，皆由不识元气之厚薄、邪气之盛衰耳。今子夫妇疟邪已透，经络无阻，但元气未复，且中无大寒，又无内热。夫参性寒，姜性温，寒温并举，参补脾肺而回元，姜通神明而去秽。用以平调寒热之疾，故药不多味而病已痊。

风温暑热

许书升之媳，秋深患疟无汗，一日疟至，大衄不止。促余视之，乃风温暑热合而为疟，迫蒸营中，以致营中扰乱，血行清道故也。然而血为红汗，疟邪当从衄解，惟衄血过多，神气昏倦。令取茅根一握，入龙眼二十枚同煎，饮之，其衄遂止。但肺气未肃，疏与泻白散，令其再进。其家见次日疟果不来，停药未服。越数日，忽然寒热如疟，牙关不开，二便阻闭，气升呃逆。忙延数医，咸议中风重症，无从措手。余至，视之，知为肺气郁痹，因慰之曰：如此轻症，吾一剂可愈。疏与紫菀、杏仁、蒌皮、桑叶、柿蒂之属，另浸乌梅擦牙，牙开进药，顷刻二便通利，呃逆顿止。诸医不解。归语门人曰：天气下降则清明，地气上升则晦塞，此降令不布，则升令必促，故经言上焦不行则下脘不通[1]，夫下脘不通则地道亦塞，总之，天失下降则如是耳。且人身脏腑，肺位最高，专司清肃之权。当知肺主治节，原与大肠相表里，水出高源，又与膀胱司气化，故二便之通闭，肺之关系常多。今肺气郁痹，治节不行，则周身气机上下皆阻矣，故自飞门至魄门亦阻矣。爰取微苦微辛之属，用以开降肺气，令其机化流通，启其橐籥[2]，故二便自利而愈，仿徐之才[3]轻可去实[4]之义也。

似疟非疟二条

许静常之女，于归后患疟数月，自秋徂[5]冬，百治不效，转居母家，就治于余。视其面黄肌瘦，唇淡口和，本属虚象，阅前医成方，悉多峻补，无一可投。询其病，间日一发，或二日一发，甚或一日一发，总无定期此当着眼，须知脾主信，今无信，病不在脾胃也。又询发时，或早或晏[6]，亦无定候尤属无信，且发时寒则身冷如冰，热[7]则身热如烙有阴阳分离之象，口渴饮水，面赤如朱有虚阳外浮之据。及诊其脉，颇觉弦大当推水不生木。因谓此症全非疟疾，乃阴阳

---

① 上焦……不通：语见《临证指南医案》卷四。

② 橐籥：古代鼓风吹火用的器具，此喻肺主气的功能。

③ 徐之才：南朝医家，丹阳（今属安徽）人，著有《药对》《小儿方》等。“才”原作“济”，据文义改。

④ 轻可去实：“十剂”之一。

⑤ 徂（cú殂）：至。

⑥ 晏：晚。

⑦ 热：原作“寒”，据天宝楼本改。

不协，致亢龙有悔，故为似疟非疟耳。处以八味丸，令[①]服四剂，其疟不治果愈。蒙称神治，安知循古而非新裁也？

八味丸　方见卷二虚寒门首案。

傅妪，于疟疾流行之年秋将尽，忽然浑身战栗，瞬息大热烦躁，热去寒复生，寒止热复至，先寒后热，心烦意躁，脉来洪大无伦，两尺上涌抵指，唇红面赤，喜饮热汤，舌上白胎布满，时吐稠痰甚多。正《内经》所谓阳维为病，病苦寒热[②]，发为劳疟。证虽疟名，方非疟治，急宜引阳回宅，整顿纲维，大固中州，阴阳调和，寒热自止。以六味回阳饮为主，加暖中摄下之药，是晚连进三剂，寒热顿止。次早精神爽利，仍服三剂，间日微寒微热复至，再服原剂而痊。

附方

地黄　当归　人参　附子　甘草　干姜以上名六味回阳饮　益智　肉桂　白术　澄茄　半夏

韵语详批徐廷达先生疟病按治获愈

食鳖发疟，阳虚之因。先后天弱，病剧缠身。跻维失固，寒热交征。非关表里，损在奇经。气虚寒至，血虚热兴。似疟非疟，朝惕夕兢[③]。治宜扶阳，乃中病情。消散

---

① 令：原作“全”，据文义改。
② 阳维……寒热：语见《难经·二十九难》。
③ 朝惕夕兢：小心谨慎。典出《周易·乾卦》。

叠进，病何以胜？连日受困，营卫失真。形憔容悴，面黄唇青。自汗盗汗，手足如冰。便频遗泄，火衰明征。假疟夜剧，阳损沉沦。诊脉控弦，明者亦惊。于斯时也，药不可轻。甘温之剂，辰戌两巡。通阳泄浊，补血益精。鲜肉萝卜，加飧可珍。喜饮难禁，龙眼壹瓶。枸杞八两，乌豆半升。窨①酒十缶，价值连城。更有妙要，养心安神。远房独宿，保命守贞。阳固元足，福禄骈臻②。

附方

辰进首乌　当归　枸杞　鹿茸　鹿角霜　黄芪　甘草

戌进白术　附子　干姜　胡巴　固脂　五味　益智　牡蛎　枣仁　甘草　龙眼

淫气痹肺三条

王云周之子，秋间患疟，其疟二日一发，以其邪气内藏于风府，其道远，其气深故也。然病经两月而神不衰，惟发时心中寒，寒久热甚，多惊。一日偶触外风，以致寒不成寒，热不成热，四肢僵硬。医者不知内风召外风之理，犹以归、附燥血，羌、防升气，乃至气急上冲，两人挟坐，不能着枕。危急之顷，始延余治。诊得便秘脉浮，许以一剂可愈。遂疏桂枝、桔梗、蒌皮、苏子、杏仁、紫菀、杷叶之药，果得便通气平，诸症皆安。五弟启明，未

① 窨（yìn 印）：地窖。

② 骈臻：一并到来。

识此中妙义，问曰：此症之最急处似在气逆上冲，但气逆便阻，惟有虚实两途，一则收摄温通，一则破气攻利。今不治气而气得平，不攻便而便得通①，且药味平淡而取效甚捷，何也？答曰：此病见症虽多，无非全在于肺。察其疟时心中寒，多惊，尝考《内经》论病，惟疟最详，有云：肺疟者令人心寒。注云肺为心盖也。又云：热间善惊。注云肝主惊，有金克木之象也。夫内风召外风，最易成痹，然外风既入，内风必乱，故寒不成寒，热不成热。夫肺主皮毛，《经》云：皮痹不已，复感外邪，内舍于肺。因而营卫行涩，故四肢僵硬也。至于气逆上冲，能坐不能卧者，正《内经》淫气喘息，痹聚在肺也。盖人身之气，全赖肺以运之，今肺气痹矣，机关必窒，是以肢僵、便秘、气逆诸症丛集。方中惟桂枝、桔梗二味领风邪外出，余皆轻清疏降之药，且桔梗能通天气于地道，观其有升无降，但得天气下降而地道自通也，肺气通调而百体自舒也。至于取效甚捷之义，原《内经》所谓风气胜者寻其治，病易已也。五弟退而专功《内经》。

刘正魁，患疟症，先寒后热，发时胸旁气闭，喘咳不伸，热甚口渴，自午至酉大热，直至彻晓，微汗乃解，间日依然，屡治弗效。余以胸痹喘急之兼症，悟出《内经》

① 通：原作“过”，据天宝楼本改。

肺疟之例而取法治之。夫人身营卫，昼夜流行不息，今肺素有热，复感外风，则肺气窒痹，毛窍不舒，经络乃阻，故发为寒热。日晡金旺之时，故发热尤甚。胸膈之旁乃肺位之道，淫气痹聚则喘咳不伸。法当疏利肺气，使淫气尽达于表，则内可宣通，庶几其疟不治自愈耳。与紫菀、杏仁、知母、桔梗、半夏，加入桂枝汤中，除姜、枣，一剂而安。孰谓不循古而敢自用哉？

附：王衍堂之孙，年近三十，初起咳嗽，腹中觉热，命妻煮鸡子食之，便觉寒凛，胸紧气急，四肢发痹，若作风痉之状。以后但热不寒，大便闭塞，小水亦短。诸医发表攻里，作痉愈形。此乃表寒束其内热，亦是《内经》淫气喘急、痹聚在肺之症。仍以此方取用，因未得汗，不取芍药之酸收，大肠气闭，更加苏子、杷叶以宣肺，兼入竹沥、姜汁，疏[1]导经络，以通四肢之痹，一剂症减六七，再剂全愈。

按：此二症当与前治王云周之子一案参看。

徐锦窗先生，年逾六旬，患时行疟症。尚未分清，医以柴、葛、大黄之药治之，寒愈入里，反至纯热无寒，口渴饮水，小水全无，时欲登桶，溺不得出。诸医日投四苓、芩、连之属，逮至神识昏迷，舌白干刺，奄奄一息，无从措手，始延余治。余曰：此症之最急处，全在小水不通。夫溺闭虽属下病，然有上取之法。东垣有云：渴而小

① 疏：原作“流”，据文义改。

便不利者，热在上焦气分[1]。故脉之浮数，舌之白刺，口之渴饮，神之昏迷，非热邪蒙闭上焦气分乎？盖上焦肺部主周身之气，司治节之权，今肺热痹，清窍已窒，浊窍自阻，非与轻清之药，其何以解上焦窒塞之邪？上焦不布，降令弗行，其何以望其输泻乎？疏以萎蕤、石斛、知母、通草、桂枝、杏仁、紫菀、杷叶一派轻清之药，果臻奇验。

肿胀门

肺气壅遏

陈景阶内人，初冬忽然遍身浮肿，小溲不利。医以利水消导之药，胀满日甚，气急不能着枕。视其形色苍赤，脉象浮大，独肺部沉数，舌胎灰黄。以苏叶、杏仁、防风、姜皮四味，连进二剂，气急消减，再与人参败毒散加入生黄芪与服，小水通，肿胀遂消。缘此症时当秋尽，肺气消索，天气暴寒，衣被单薄，风邪内入，腠理闭遏，营卫不通，肺气愈塞，致失清肃之令，又无转输之权，水邪泛溢，充斥三焦，故启其皮毛，疏其肺窍，合《内经》开鬼门之法。盖腠理疏通，天气下降，而水气自行也。

人参败毒散　方见卷一伤寒门湿热内伏。

---

① 渴而……气分：语见《医学正传》卷六。

阳气不升

龚甥可象，时值秋尽，偶患咳嗽气急，微有寒热。已服参苏败毒之类，如故。改与泻白散一剂，小水短涩，渐次遍身肿满。略与导湿利水之药，更加腹胀气促。窃思治病不过表里虚实，然散之表不除，清之里反逆，固非尽属实邪。又脉来弦数鼓指，唇皱红，舌灰白，此岂尽属于虚？其中错杂有非一途可尽。然既见寒热咳嗽，气急尿短，肤胀，无不关乎肺脏。肺气受病，既不服散，更不容清，其挟虚也审矣。况时值秋尽，燥金之气已虚，天令下降已极，人身莫不应之。今肺气已虚，便衰其护卫，失其治节，护卫衰，风寒得以外郁，治节失，湿热藉以内停，由是闭而不行，而肺家通调下输之道，其权已废，邪气正气，清浊相混，一概窒塞于中，无由输泄，只得散越皮肤，再加泻肺利药，以致阳愈下陷，阴愈上冲，故见腹胀气急。诊其脉来数急者，乃阴火上冲之明征矣。法当疏其肺，益其气，举其阳，降其阴，为法中之法。设使疏肺而不益气，则肺气重虚矣；益气而不疏肺，则抑郁不开矣；举阳而不降阴，则阴火不服矣；降阴而不举阳，则阳愈下陷矣。是必法兼四备，无一可缺。初欲仿补中益气方加入知、柏之属，虽有举阳降阴益气之能，却少疏肺开郁之力。后悟李东垣先生原有升阳益胃一法，直取其方，加入黄柏一味，服之，小水倍常，乃降阴、洁净府之验，连服十剂，诸症悉痊。愈后遍身发疮痍，可见里蕴之热久被表寒外束，乃至内外交郁成毒，缘得开鬼门之药逼其外出，不致内陷之明征也。方中参、术、芪、草，益气升阳也；柴、陈、羌、独、防风，升阳疏肺也；苓、泻、连、柏，降阴导湿也；白芍敛阴和血，散中有收；姜、枣调和营卫，补中有散。一举而诸法兼备，可谓先得我心矣。夫人知利药可去湿，而不知风以胜湿，人知破气以消肿，而不知益气以收肿，又知发表以散邪，而不知升阳亦散邪也。外此以及通因通用，塞因塞用，寒因热用，热因寒用，上病下取，下病上取，阴病取阳，阳病取阴，医家诸法，最当素谙。学者于此一案，倘能类推其余，则于诸症皆可得法外之法矣。

升阳益胃汤

黄芪　人参　甘草　半夏　白芍　羌活　独活　防风　陈皮　茯苓　泽泻　柴胡　白术　黄连　姜　枣

表实上壅

吴应新乃郎，腋下肿痛，将欲作毒。疡医外用敷药，已愈，随忽遍身微肿，其饮食二便如常。复延幼科，以消导利水之药，倏然头痛潮热，肿势甚急，肾囊肿大，状若水晶，饮食顿减，神气困倦。更医，又议理脾利湿。医者病家见症甚暴，疑而未决。余谓五行之速，莫如风火，盖因气血凝滞，始发痈毒，未经疏散，气血不宣，加以寒冷抑遏，致令邪气内攻。凡阳气被郁之症，必当疏通经络，启发皮毛，庶几肺气宣达，外则腠理舒畅，内则水道通调，原肺主一身之气化也。今肺气窒塞，与消导利水、理脾行湿何与？疏方以人参败毒散加苏叶、防风、杏仁，助以热稀粥，令其皮肤津津，连服二剂而消，蒙称奇治。窃笑世医一见肿症，辄称肿症多湿，咸趋利水，见余发汗，便觉诧异，曷知《内经》治肿诸法有开鬼门之例乎？

人参败毒散　方见卷一伤寒门湿热内伏。

表虚下陷

余玉堂幼郎，因患疮敷药，疮愈发肿，饮食二便如常。延医数手，调治多日，不识为疮蛊之症，无非五苓、平胃之药，渐至下肿尤甚，囊若水晶，形似鱼泡，呼吸不利。求治于余，余思邪气内陷，必当提出于表，又思病甚于下者，当从举之之义。乃与升阳益胃汤，按投二剂，寒热顿起，若有疟状。其家惊怖，余曰：向者邪气内陷，今已提出，乃得表里交争，方有寒热相战，不致内结，正佳兆耳。仍令再进，共计十剂始消。噫！世人但知热退为病愈，抑知发热亦为病愈乎？

按：二症邪俱在表，不在里，故饮食二便无恙。一则表实上壅，一则表虚下陷，表实非发汗不解，表虚非提邪不达，故治自尔获效。非寝馈[1]东垣者，曷克臻此？男澍谨识。

升阳益胃汤[2]　方见前本门阳气不升。

---

① 寝馈：睡与食，谓时刻在其中。

② 升阳益胃汤：此上原衍“人参败毒散方见卷一伤寒门湿热内伏”十六字，据文义删。

湿邪内陷二条

傅乃谦，先感风寒，犹不自觉，继以饮食不节，遂至腹胀，面足俱浮，上半身时潮，下部足膝常冷，目黄尿闭。本属寒湿结聚，因重与柴苓汤加苏叶治之，连进数剂，小水便利，面部及两手略消，而下半身及腹愈加肿胀，气愈急促，水囊光亮，肿若鱼泡。因思明是风寒外郁，食饮内伤，理宜和解利湿，合乎开鬼门、洁净府之意，何上消而下愈肿？沉思良久，恍然悟得，斯症虽属外郁内积，实由脾胃失健运之权，中焦无升发之机，药味渗泄过重，胃阳下降至极，必当升举其阳，合乎下者举之之义，方为至理。然理法虽合，而方药难定。曾记东垣书有自病小便不通，谓寒湿之邪自外入里而甚暴，若用淡渗以利之，病虽即已，是降之又降，复益其阴而重竭其阳也。治以升阳风药，是为宜耳[①]。斯症寒湿内聚积结，胃阳下降不化，法当用其方，名曰升阳益胃汤。善哉！方之名也，不升阳何以能益其胃乎？斯症药品方名符合，殆所谓有是病即有是药也。一剂即效，连剂而安。

升阳益胃汤　方见前本门阳气不升。

吴乐伦，时当盛暑，陆路归里，中途发疟，其疟每日夜发，寒少热多，汗出口渴，小水短赤，面目浮黄，舌胎堆积如粉，大腹阴囊及腿胫一带悉皆浮肿。又发旧痔，每

① 小便……宜耳：语本《内外伤辨惑论》卷中。

日零星去血约在升余。凡凉血消肿治疟之方，俱历尝不效。按脉属虚，而症似湿热，窃疟、肿、便血三症皆虚中挟热，正合《内经》气虚身热，得之伤暑之旨。盖病者原因途中暑热，渴而啜瓜，湿热蕴蓄于胃，三焦不化，四海闭塞，以致营卫失常而成斯疾。必须先洁净府，以少杀其暑热之炽，顺趋水道，令膀胱气化先行，然后再提阳陷于阴之疟邪从鬼门而出，则腠理自和。俾卫分有气化之机，营中无扰乱之苦，而便血不治可自止矣。于是以轻清微寒之味，解暑渗湿之品，方用西瓜、滑石、石韦、丹皮、通草，服至二剂，小便甚长，身肿消退。随以清暑益气汤除苍术，连服旬日，果然三症顿愈。所谓病变虽多，法归于一之验也。

清暑益气汤　方见卷一伤寒门一得集。

脾肾阳虚二条

傅孔怡，病缠服药，十有余载。初起腹痛时胀，得食身重，时愈时发，渐次而甚，旧冬足跗有浮气，至春通身浮肿，腹皮胀满，腹中鸣响，上气喘急，胸前塞紧，食饮不运，左肾睾丸吊痛，遍身之病，自难名状。三楚[1]名剂，历尝不瘳，买舟归里，待毙而已。邀余告曰：今请先生为我决一逝期耳。余曰：此为单腹胀证，古贤皆曰难治，病源本深，但今诊其脉尤有和缓之意，可知胃气以及真阳尚

① 三楚：秦汉时楚地分西楚、东楚、南楚，合称“三楚”。

有微存，是为先天禀赋之厚，急进大药，尚属可治。《经》曰：阳气者，若天与日，失其所，则折寿而不彰。今阳气所存无几，全是一团阴气混扰其中，所以腹中鸣响哇哇之声，皆阴气漫弥也。阴气盛则中州无光，土被浸润泥滑矣，所以饮食不运，胸紧腹鼓者，皆土病也。至于吊疝跗肿，乃命门火衰之征。而上气喘急，由乎肾阳为阴所迫，无根之气专往上奔。为症如此，安之固之，尚且不暇，何医者见病治病，不明塞因塞用之法，希图目前之快，任行攻伐？使非先天禀赋之厚，真阳早已扑灭矣。吾今许以可治者，以崇土为先，而土赖火生，又当以助火为急，火旺则土自坚，土坚而万物生矣，火旺则阴自消，阴消而阳自长矣。方既立，何孔翁疑药之重，畏术之补。余曰：前被劫药之误，岂可犹陷前辙？今仅留残喘，岂能迁延时刻？比之黄河坝倒，岂担石培土所能竖立？而用燥药者，譬之贼兵鼓众，虽选强与敌，使非铳炮[1]为之前，焉能直突营围？因亲验其药，面视其服，而犹药轻病重，三服始验。告余曰：服白术之拦阻，胸前反宽，腹中之气竟走肛门而出。余曰：此正云开雾散，日将出也。以后服五十剂毫不改味，而腹胀足肿始消，七十剂遂奏全效，可见阳气存留，得于先天禀赋之厚者，终克有济也。

① 炮：原作“鉋”，据文义改。

附方

白术　巴戟　附子　干姜　熟地炭　当归　固脂　胡巴　澄茄　小茴[1]香　肉桂　沉香

余毓贤，堪舆[2]为业，冒暑登山，因而疟痢交发。医者不究其劳，惟责其暑，凡胃苓、香薷、芩连之药，数手雷同，乃致疟痢未已，而气急肿胀日增。延余治时，败症百出，忙以补中益气、金匮肾气，日夜交斟，按治三日，疟邪不至，痢转滑泄，似乎大有起色。然细揣尚有三不治焉，盖水肿症脉宜洪大，今见沉细，一也，且囊与茎俱肿，二也，又滑泄而肿不消，三也。以此告辞，求治不已，勉力处治。潜思火土伤败，非大剂破格，何能逆挽？用六味回阳饮加白术、固脂、肉蔻，兼进硫磺丸，日进三剂，按法不歇，五日之久，病全不减。扶至十日，附、术各进两斤，硫磺丸已下九两，始觉气急略平，便转溏粪。再经旬日，进药不辍，方可着枕，便坚溺长，脉稍有力，皮肤始露绉[3]纹。旋以归脾汤吞八味丸，再经月余，始克起死而回生也。

归脾汤　方见卷二虚寒门误表亡阳。

八味丸　方见卷二虚寒门首案。

六味回阳饮　方见卷二内伤门寒热如疟。

---

① 茴：原作“面”，据天宝楼本改。

② 堪舆：风水之术。

③ 绉：同“皱”，皱缩。

脾虚肺壅

汪廷选，秋间患疟，发表后叠进附桂理中汤，已获小安，惟疟邪未曾全止，急求止截。余晓以养正邪自除之义，竟私取截疟膏药贴背，疟邪虽止，渐加浮肿腹胀，玉茎肿亮，状似鱼泡，咳嗽气促，呻吟不已。视形容面色，舌胎脉象，俱属大虚，拟以火土伤败，与术、附、姜、桂，按服数日，色脉如原，茎肿尤甚。改进五皮饮，重加苡仁、桑皮与服，俾得溺倍于常，茎肿乃消。此症原是脾肺两脏气化不行，水壅经络，泛溢皮肤，徒然益火燠土，与皮肤无涉，故诸症自若，而茎囊原为聚水之地，故肿尤甚。水溢皮肤，以皮行皮之义，故肿乃消。可见医贵圆通，不可执一也。

五皮饮

五加皮　地骨皮　桑白皮　大腹皮　生姜皮

肾虚水泛

陈敬斋先生，年逾八十，身体坚强，声音洪亮，耄年尚御女不辍，旧冬曾举一子，其先天禀赋之厚可知。迩值春升，面足带浮，语言不利，惟眠食犹安。诸郎君各延一医调治，咸称脾肾之虚，理中、肾气诸方叠投，益甚，渐加气促不能着枕，遂谓高年重症，无药可治，停药数日而病益进。托友转请于余。余至扶诊，脉颇浮大，遍身肿而面部尤甚，语言壅塞，涎唾自流。予想从来肿症未闻有言蹇流涎之例，言蹇流涎，惟中风有之，奈何肿症亦有之乎？默思《内经》病机篇云：有病肾风者，面胕庞然壅，害于言，缘邪之所凑，其气必虚。大凡水病多有由于肾虚者，况高年禀赋虽厚，而下元已衰，或加房劳惊恐，俱伤肾气。值此春升风木司令，下虚不纳，肾液奔腾，升越于表，适逢风袭，中于廉泉舌根下两旁穴，故面胕庞然而兼壅，害于言也。处以归、杞、附、桂、白芍，抑风而制肾水，微加辛、防、独活，用之流利经络，稍开鬼门以逐邪。一剂下咽，竟获熟睡，小水倍常，再剂肿消，语言清爽，流涎亦止，可见圣人之法不可不熟而深求也。

食停中焦

聂锦章乃郎，八岁，体素坚实，荤[1]腻杂进，以至面浮腹胀，脚肿喘促。犹然恃其强盛，惜金勿药，迨至鼻血谵语，便艰溺短，付医施治。屡用连翘、茯苓、枳壳轻套之药，胸前愈紧，胀满愈加，四肢倦怠，奄奄一息，乃延余诊。知为停食中焦，转输未能，以至肺气壅塞。盖脾主运行，肺主治节，二脏俱病，势非轻渺，奈何医者病重药轻，全无相涉。今五实全具[2]，非下不除，于是以小承气汤推荡脏腑壅塞，加以疏肺泻热之药，数剂始消。后因误食索面，胀满复作，喘促仍加，与木香槟榔丸，数服即

---

① 荤：原作“晕”，据文义改。
② 具：原作“其”，据天宝楼本改。

清，随以六君子汤加草果、枳壳调理而愈。

附方

熟军　厚朴　枳实三味名小承汤　苏子　芥子　杏仁　黄芩　栀仁　莱菔子

木香槟榔丸

木香　槟榔　青皮　陈皮　枳壳　黄柏　黄连　莪术　三棱　大黄　丑牛　香附　芒硝

一得集附

截疟成胀

杨志荣，躬勤力作，感冒风寒，变成疟疾，自取截方[1]服之，果愈。越三日，胸腹饱闷，时现寒热，更医数手，崇事消导，延至胸高气急，胀痛交迫，手不可触，卧不安枕，始请余诊。视其色如饥，闻其声先重后轻，问其苦晚间尤甚，切其脉浮大无力，知为苦寒攻伐伤中。谓曰：尔必先服槟榔、枳壳，其时痛尚可忍，后服大黄、枳实，胀不可当。荣曰：先生何以知之？余曰：合症与脉而知之也。近世见病治病，不用破气攻下者鲜矣。疏以治中汤而重其剂，服下半日，胀痛未减，亦不觉增，然肠胃间已渐渐稍舒。继进二剂，即可安睡，二便通快如常。越日复视，惟四肢无力，胸喜推摩，更方以附子理中汤数剂，全愈，又以附子理中丸数两而健，此正嘉言先生所谓健脾

① 截方：截疟的方药。

中阳气第一义也。

理中汤

人参　白术　干姜　甘草

本方加青皮、陈皮，名治中汤，治腹满痞闷兼食积者。

脾肾虚寒

织郎侄，长兄之次子也，素有腹满食少之因，然行动如常，未曾加意调摄，偶因饮食不节，延成疟疾。医以伤食治之，更加下痢红白。又以柴、芍、芩、连、木香、地榆之属叠进，转至里急后重，疟则间日夜发，痢则一昼夜数十次，兼之噤口不食，额冷时汗，恶症丛生。予见逆症纷更，攻补两难，惟凭唇淡舌白，足征脏腑阴寒，径用理中加芍、桂，一剂如故，再剂仍然，但药虽未效，而病情已中。适侄岳翁程邀一医来，用补中益气法，意欲以升举脾胃，疟痢交治，未始不无卓见，只置阴阳之理、刚柔之用不讲耳。姑从权进一剂，是夜疟发虽轻，而下痢后重尤甚，岂此升举一端可尽耶？予于是又拟理中，重姜、桂，加白芍、吴萸，一日二剂，俾得大势稍减，按服二日，疟亦不至，饮食渐进，惟下痢纯白而已。验唇舌，淡白如故，口仍不渴，毫不为辛热所偏，窃喜此病思过半矣。越日傍晚，骤然神疲气怯，胸腹鼓满，两胁俱胀，充斥腰围，因思仲景有经病暴变之文，法皆秘而不宣，《内经》有暴病非阳之旨，俱指阴邪而言。仍推原意，用理中去参，加附、桂、苓、泽以进，如故。再用肉桂研末调服，迨至子丑时，腹中呱呱作声，泻下稃水二三阵，诸胀渐消，神爽思食，足征腹中之患皆阴邪弥漫之气，虽藉药之辛温，犹待天之阳辟，始克有济也。于此益悟嘉言先生所谓地气混天之理，非臆说矣。古称痢病转泻是肾病传脾，为向愈之机，善后果未杂他歧，到底辛热温补成功，非不治疟而疟自止，不治痢而痢自愈乎？愈后半月，始闻病变之日竟吃柑橘、豆腐等物，忘而弗告，使余背地苦想，幸获苟全，差免不恭之咎也，愿医者鉴诸。

卷　四

冲逆门噎膈呕呃气急冲咽

七情郁结三条

吴发明，得噎食病，咽喉阻塞，胸膈窄紧，每饭必呕痰水，带食而出，呕尽方安。遍尝诸药，竟无一效，粒米未入者月余。审其形气色脉，知为痰火素盛，加以七情郁结，扰动五志之阳，纠合而成斯疾，疏与四七汤合四磨饮而安。盖察其形瘦性躁，色赤脉滑，且舌傍虽红，而白胎涎沫如粉堆积其中也。次年复发，自以前方再服，不应。余以四七汤除半夏，加石斛、桑叶、丹皮、蒌皮，数剂复安。盖察其脉虽滑而带数，且唇燥舌赤，故取轻清之味以散上焦火郁也。越年又发，又将旧方服之，病益加甚。余于五磨饮中用槟榔、乌药加白芍，七气汤中用厚朴、苏梗，加入旋覆花、郁金、橘红、淡豉、山栀治之，二剂而安。盖察其脉来浮滑，加以嘈杂胸痞，知其胃之上脘必有陈腐之气与火交结也。后因七情不戒，饮食不节，药饵不当，调理不善，逾年仍发。自与知医者相商，谓余之治无非此意，遂将连年诸方加减凑合服之，愈服愈殆。余又用苏子、芥子、莱菔子、巨胜子、火麻仁擂浆取汁，合四磨饮服之，顿安。盖察其脉转涩，而舌心燥粉堆积，加以气壅便秘也。吴问曰：世云古方难以治今病，谓今病必须今方，今以今方今病，且本症本人，而取效不再者，其故何哉？余曰：本症虽同，兼症则异，此正谓景因时变，情随物迁耳。夫药犹兵也，方犹阵也，务在识机观变，因地制宜，相时取用，乘势而举，方乃有功。若不识地势，不知时宜，敢任战伐之权哉？吴恍然曰：若是真所谓胶柱不可鼓瑟，按图不可索骥矣。因请立案，以为捡方治病之鉴。

四七汤《局方》，亦名七气汤，以四味治七情也。

人参　官桂　半夏　甘草　姜

七气汤《三因》，亦名四七汤。

半夏　厚朴　茯苓　苏叶　姜　枣

四磨汤一方人参易枳壳，一方去人参，加枳实、木香，白酒磨服，名五磨饮子，治暴怒卒死，名曰气厥。

人参　槟榔　沉香　乌药等分

浓磨，煎三四沸，温服。

吴敬伦先生，年近六旬，得噎食病，每食胃中痛呕，痰饮上泛，欲吐甚艰，呕尽稍适。久投香砂六君、丁蔻理中等药，毫无一效。计病已五阅月矣，诸医辞治，肌肤削极，自分必毙。其嗣君姑延一诊，欲决逝期。诊得脉无紧涩，且喜浮滑，大肠不结，所解亦顺，但苦吞吐维艰，咽喉如有物阻，胸膈似觉不开，因谓之曰：此症十分可治。古云上病过中，下病过中，皆难治。今君之病原属于上，数月以来病犹在上，故可治耳。以四七汤合四磨饮，一服而胸膈觉开，再服而咽嗌稍利。始以米汤，继以稀粥，渐以浓粥，进十余剂，始得纳谷如常。随以逍遥散间服六君子汤，调理两月，形容精彩，视素日而益加焉。门人疑而问曰：自古风劳蛊膈四大重症，法所不治，而吴翁噎病，先生一视，极言可治，用药不奇而取效甚捷，何也？答曰：昔先君尝诲余，曰人身有七门，唇曰飞门，齿曰户门，喉间会厌[1]曰吸门，胃之上口曰贲门，胃之下口曰幽门，大小肠之下口曰阑门，肛肠之下曰魄门。凡人纳谷，自飞门而入，必由魄门而出。原噎食一症，始则喉间阻塞，继则胸膈不舒，涎食涌吐而出，推其原，多由七情气结，或酒色阴伤，或寒热拒隔，或蛔虫贯咽，或凝痰死血，或过饮热酒。虽所因不一而见症则同，以贲门上至飞门俱病矣。由是津液日涸，肠胃无资，幽阑渐窄，粪结弹丸者，势所必至。脉或弦数劲指，甚则紧涩坚搏，无非阴枯而阳结也。至此，不究所因而不治则一，以贲门下至魄门俱病矣。故善治者必先乘其机，察其因，而调其上，务期速愈为工。倘贲门一废，虽有灵芝，亦难续命，而况庶草乎？此千古未发之旨，独先君悟彻病情，不以五脏六腑定安危，而以七门决生死，更分可治、不可治之例，其亦神矣。今吴翁之病，喉间若塞，胸膈若闭，而脉来浮滑，大便甚快，是病尚在贲门之界，故许其可治。余乘机投以

① 会厌：原倒，据《难经·四十四难》乙正。

辛温流利，舒气降逆，则阴阳自为升降，七门运用如常，亦先君乘机速治遗意也。至吞之不入，吐之不出，此七情气结，方书所称梅核症耳。张鸡峰[1]先生云噎症乃神思间病，惟内观善养者可治[2]。

四七汤　四磨饮　二方俱见本门前案。

逍遥散　方见卷一伤寒门阴阳易症。

傅光廷令堂，年逾七旬，时微发热，躁扰呻吟，大扇扇之，或可稍安，口渴饮汤，辄呕稠痰。医以发汗药治之，遂时热时汗，饮食药物，入口即吐，大便阻格。又以攻下药治之，仅得一解，仍然秘塞，面浮腹胀，胸紧气促，心烦口苦，日夜不寐，身软难支。有议下者，有议补者，其家惶惑无主，求正于余。诊其脉，流利平和。余曰：用补者，因其年老已经汗下也；用攻者，因其腹胀便秘也。究属见病治病，不察其因，不辨其症。其因者，内因、外因、不内外因是也；其症者，六淫、七情之属是也。夫其初起之际，时微发热，已非外感热甚可知。身可受扇，其骨蒸内热又可预拟。兼之先病呕吐，后加汗下之劫剂，宜乎困倦神昏，口淡无味。而心烦口苦，日夜不寐者，知其肝胆相火上升也。又病缠日久，表里俱伤，脉宜细数短涩，今流利平和，其先天之厚可知。由是推之，其

---

① 张鸡峰：即张锐，宋代医家，蜀地人，字子刚，著有《鸡峰普济方》。

② 噎症……可治：语见《古今医统大全》卷二十七。

所以脉流利者，痰也；心烦口苦者，火也；胸紧呕吐者，痰也；腹胀便闭者，气也；发热受扇者，内热也；口渴饮汤者，痰逢冷则愈凝，遇汤则暂开也。合观诸证，显系内因七情之病，必因素有思虑郁结之情。盖思虑则火起于内，郁结则痰聚于中，而五志厥阴之火早已与痰饮结为一家。夫火动则阳亢，痰聚则阴涸，乃病势所自然。今阳气结于上，所以呕吐不食；阴液衰于下，所以腹胀便秘。若误补则阳愈亢，误攻则阴愈涸，此定理也。然则治之当何如？余思病既由于七情郁结，痰火内生，下秘上吐，九窍已属不和。经曰：九窍不和都属胃病[1]。但胃属阳土，较治阴土不同。盖太阴脾土喜刚喜燥，阳明胃土宜柔宜和，故阳明无壅补之条，太阴有忌下之禁，此阴土阳土最紧疆界，世医不察者多。斯疾阴枯阳结，呕吐便秘，发热不寐，凡此皆阳明不和之本症，法当清胃和中。但久病阳气亦惫，是清胃又忌苦寒滞腻，老年阴精已竭，故和中尤非香散可施，惟有温胆汤可用，内加乌梅一味，取其和阴敛痰。一剂呕吐略止，稍能纳粥，大便亦通，腹胀顿减，再剂食已渐进，夜寐亦安，后以生津济阴药洋参、麦冬、石斛、萎蕤之属频进而痊。

温胆汤　方见卷一伤寒门误治传经。

肝木克土

聂镜章，呕吐拒食，时平时笃，已十载矣。今春丧子

① 九窍不和都属胃病：语见《临证指南医案》卷四。

忧愁，病益日进，每食气阻格咽，翻拥而吐，甚至呕血数口，肌肉枯槁。众议劳伤噎食，不治。余曰：非也。此人全因操劳性急，稍拂意必怒，怒则伤肝，所以目久欠明者，皆肝病也。至于每食气阻，乃肝木克土之象。此属七情中病，当以七情之药治之。仿古四磨饮以治气结，气结血必凝，以玄胡、郁金破宿而生新，久病实亦虚，以归、芍养肝而补血，合之成剂，气血交治，盖气病必及于血，血病必及于气。并嘱静养戒怒，竟以此方服至半月。告余曰：向者胸前觉有一块，今无之，何也？余曰：木舒而郁散耳。服至一月，食饮倍常，形体充盛。此则揆之以理，并因其人而药之之一验也。

附方

乌药　槟榔　枳壳　木香　沉香

上四味，浓磨汁，各一匙，冲入后药。

当归童便洗　白芍各三钱　郁金　延胡索各一钱五分

水煎，去滓，和入前汁同服。

痰火上攻

傅定远，得痰膈病，发时呃逆连声，咽喉如物阻塞，欲吞之而气梗不下，欲吐之而气横不出，摩揉抚按，烦惋之极。医治两月，温胃如丁、蔻、姜、桂，清胃如芩、连、硝、黄，绝无寸效。延余诊视，其气逆上而呃声甚厉，咽中闭塞，两肩高耸，目瞪口张，俨然脱绝之象，势甚可骇，然脉来寸口洪滑，上下目胞红突。辨色聆音，察脉审症，知为痰火上攻肺胃，其痰也火也，非气逆不能升也。遂处四磨汤加海石、山栀、芥子、瓜蒌、竹沥、姜汁，连投数剂，俾得气顺火降痰消，再以知柏地黄汤加沉香以导其火而安。

肺气不降

黄达生，食犬肉，大热腹痛，服巴霜丸数次，潮热不退，口渴妄言。更医，进柴、葛、石膏、大黄、芩、连之属，忽发呃逆。又用丁香柿蒂汤，呃逆愈甚。前医束手，延余视之。目赤舌干便闭，本属实火，正思议间，忽闻大呃数声，睁目直视，满面红赤，昏不知人，举家大哭。适悟天气不降，地道不通之旨，惟有苦辛开降肺气一法。乃用杏仁八钱，枇杷叶三钱，忙煎与服，下咽未久，嗳气一声，腹内雷鸣，再与前药，二便通利，遂安。窃思此症暴厉惊人，若非胸有定见，殊难下手。《内经》云：欲伏其所主，必先其所因，可使气和，可使必已。一段经旨，不正可为此治之明证乎？

肝火上僭

黄大亨先生乃郎，忽患嗳气上冲，似呃逆之象。医进藿香、二陈之属，更加呕逆不已。又用柿蒂、香、砂、丁、蔻之药，遂至嗳逆不休。余诊之，曰：吾一剂立愈。以左金加大黄、柴胡、丹皮，药下果平，次除大黄、重加石斛而安。此诸逆冲上，皆属于火，所谓欲求南风，须开北牖也。

左金丸　方见卷二痿证门阳缩不伸。

阴火上冲

梅生荩臣，得冲气病，医人不识，自分必死。每发气上冲，咽喉窒塞，一身振战不已，耸肩目突，不能出声。家人意拟为脱，一日数发，延医丛集，亦称气脱，日进理中、黑锡，缠绵数月，竟服黑锡丸斤许，其病愈进，诸医辞治。予诊其脉，右尺数盛，人迎亦大。因思《内经》有诸逆冲上皆属于火之例，遂制滋肾丸，煎金匮肾气、麦门冬汤吞服，旬日始见微功，一月乃奏全效，未尝更变药味也。

滋肾丸　方见卷二痿证门阳缩不伸。

金匮麦门冬汤

麦冬　半夏　人参　大枣　甘草　粳米

金匮肾气丸　方见卷二内伤门咳嗽喘促。

阴浊上干

周维友，高年体盛，素多酒湿。时值严寒，饮食未节，湿邪不走，始则胸紧咳嗽，医以陈、半、枳、桔消导之剂，继则气急痰鸣。更医，又谓年老肾气不纳，而姜、附、沉、术、二香之类叠进，病渐日笃。延余视时，气急上冲，痰响窒塞，阻隘喉间，日夜不能帖席。尤可畏者，满头大汗如雨，气蒸如雾，时当大雪之际，不能著帽。问其二便，大解数日未通，小水涓沥难出，满舌痰沫，引之不透。及诊其脉，沉而劲指。知为阴浊上攻，雷电飞腾之兆，正《内经》所谓阳气者，若天与日，失其所则折寿而不彰。法当通阳泄浊，连进半硫丸，俾得冰开冻解，二便稍利，阳光复辟，阴浊下行，胸膈始舒，而痰壅头汗气蒸诸急不觉如失，亦阳气得所则寿考彰明之验也。后与冷香饮，数服而安。

冷香饮

附子生用　草果　橘皮　甘草炙，各一钱　生姜五片

水煎，冷服。

述治

龚俊翁乃内，未诊问方。据述咳呛口苦，咽喉如有物阻，时呕清涎，卧难安枕，兼之经候愆期，紫黑成块。余断以肝火痰饮，《经》曰：诸逆冲上，皆属于火。以此观之，虽经停三月，难断有孕。前医所用杏、芥、枳、桔，法非不善，但徒有开金化痰之力，却无清火伐木之能。兹以病因大旨，兼以经义酌方，大抵此症根原多由情怀抑郁，必须怡情开怀，庶可速愈。

附方

当归　胆草　黄连　赤芍　枳实　蒌仁　茯苓　黄芩　半夏　姜汁

按：此乃小半夏汤合当归龙荟丸之意，以夏、苓、枳、姜去饮劫涎，以归、芍、芩、连、胆草入血分而清火，加蒌仁以润下，庶几金

安木平而愈。男澍谨识。

一得集附

中虚气怯

余启初，捕鱼为业，患呃逆病，医以丁香柿蒂汤叠服，如故。复就原医诊，曰：丁香柿蒂汤为止呃神方，连服数剂，毫不见效，且脉已离根，病在难治。因而辞去，始请余诊。诊得脉来迟细，重按乃得，满面浮气，状如通草糊成，呃声甚长，似空器中出。谓曰：此症之可望生者，正得脉之迟细耳，且细玩有神，毋容惧也。遂用代赭旋覆汤与服，药方下咽，呃声即止。继进二剂，呃声复起。越日又诊，脉症如前，呃则抬肩，声类牛吼。溯仲景设代赭旋覆汤，原为重以镇怯立意，今声如牛吼，中虚可知。故一服呃止者，乃得重镇之力，再服又呃者，足征中州之虚而仓廪空乏，尤恍然悟矣。因详诘之，启曰：始因感冒风寒，来求先生数次未遇，向药铺问服一剂，寒已除清。后因胸前不舒，得食身重，复问一剂，不识何药，只见有花色如槟榔者，服下未久，五脏翻裂，有如刀割肠断之苦。始知以往之误，于是以理中加赭石、当归镇中安脏，日进两剂，呃渐休，脉渐充。按方再服，诸症皆平，惟面部尚浮，以脾虚失统治之而安。

按：此症因胸不舒，得食身重，理当健运脾阳，或辛温助胃，亦可奏效。夫呃逆一总名也，有因寒、因热、因虚、因实者，治以清火、温寒、降气、理虚之法，种种不同，敢曰柿蒂一方遂足以毕斯症之能事乎？

诸痛门手足肩臂肘膝腰胁心腹

四肢肿痛

王氏妇，年近三十，孀居十载，今春四肢肿痛，手掌足跗尤甚，稍一触动，其痛非常，迨俯仰转侧不敢稍移，日夜竖坐者，业经两旬，身无寒热，二便略通，但痛经数月，而面色不瘁。阅前医之药，尽是养血驱风，服至茸附，亦不见燥，惟是肿痛渐加。余诊两尺弦数，两颊赤色，且肢体关节近乎僵硬，而痛楚彻骨，手不可摸。若果气虚血少，安得不可摸触乎？且数月之苦而神色不为病衰耶？此必热伤营血，血液涸而不流，正丹溪所称败血入经之症，名为痛风是也。缘寡居多郁，郁则少火变壮火，壮火食气，郁火焚血，恶血结而不行，失其周流灌溉之常，故关节肿痛。处龙胆[①]泻肝汤，加桃仁、泽兰清火逐瘀，更入竹沥、姜汁通经入络，外以泽兰兜捣敷肿处，内服外敷，按治十日，肿痛乃除。然尚关节不利，步履维艰，日与清肺之药。缘秋令将至，恐燥气焚金，痿软无力，且肺主周身之气，必得肺气清肃，则关节清利矣，又肝强劲急，藉金以制之也，调治半月，乃得全瘳。

---

① 胆：原脱，据下文方名补。

龙胆泻肝汤　方见卷二痫厥门肝火生风。

肩胛腋痛

汪纶诏，患左肩胛疼痛，自肩入腋至胁觉有一筋牵引作痛，昼夜叫喊，无少休息。凡攻风逐痰，历尝不应。延余视时，病已极，然虽痛闷，口不能言，脉尚不停，且弦大洪数之至，明明肝火为病。曾记丹溪云：胛为小肠经也，胸胁胆经也。此必思虑伤心，心脏尚未即病而腑先病，故痛起自肩胛，是小肠经已先病也。及至虑不能决又归之于胆，故牵引胸胁作痛，是胆经又病也。乃小肠火乘胆木，子来乘母，谓之实邪。与以人参、木通煎汤，吞当归龙荟丸，应手而愈。

当归龙荟丸　方见卷二痫厥门肝火生风。

肘膝酸痛

王国翁，少年嗜酒过度，致经隧凝痰，近来嗔怒频生，木火炽盛。今春肝阳暴升，肘膝痛楚重坠，寐难成睡，面白而光，舌黄而裂，鼻煤眼泪，腹痛便秘，旧痔复作，恶寒鼓栗，玉茎痿缩。脉得关弦尺数，洪而有力，固非阳绝，亦非阴虚。细按诸症丛杂，由乎肝阳拂逆，木盛生火生风。《内经》病形篇曰：诸禁鼓栗，皆属于火。于是以左金丸为君，加入山栀、苍术、白芍、瓜蒌，连进十剂，接服搜风顺气丸而愈。

搜风顺气丸

大黄　牛膝　火麻仁　郁李仁　山药　独活　山萸肉　菟丝子　防风　槟榔　车前子　枳壳

蜜丸。

左金丸　方见卷二痿证门阳缩不伸。

腿缝肿痛

胡墉生，初起寒热交作，次日右胯腿缝肿胀，状如腰子，痛闷难忍。自疑痈毒，延外科治。疡医云：外须用药烂开，内服解毒之剂。墉生母子惶惑，不敢用伊敷药，惟服其败毒之方，是夜彻痛非常。次早邀视，余晓以横痃之疾，乃酒醉入房忍精不泄之因，以致精血凝结，挟有肝经郁火而成，决非毒也。授以龙胆泻肝汤加山甲、桃仁、肉桂，连服数剂，乃消。此症若淹缠日久，用药外敷，不为解散内结，必成鱼口便毒矣。

龙胆泻肝汤　方见卷二痫厥门肝火生风。

湿热腰痛

徐伯昆，长途至家，醉饱房劳之后，患腰痛屈曲难行。延医数手，咸谓腰乃肾府，房劳伤肾，惟补剂相宜，进当归、枸杞、杜仲之类，渐次沉困，转侧不能，每日晡心狂意躁，微有潮热，痛楚异常，卧床一月，几成废人。余诊之，知系湿热聚于腰肾，误在用补，妙在有痛，使无痛，则正与邪流，已成废人。此症先因长途扰其筋骨之血，后因醉饱乱其营卫之血，随因房劳耗其百骸之精，内窍空虚，湿热扰乱，血未定静，乘虚而入，聚于腰肾之中。若不推荡恶血，必然攒积坚固，后来斧斤难伐矣。以桃仁承气汤加附子、玄胡、乳香数剂，下恶血数升而愈。

桃仁承气汤仲景

桃仁　大黄　芒硝　甘草　桂枝

蓄血腰痛

黄绍发，腰屈不伸，右睾丸牵引肿痛。服补血行气之剂，病益日进。余诊脉象，弦涩带沉，询其二便，小便长利，不及临桶，大便则数日未通，知为蓄血无疑。处桃仁承气汤，加附子、肉桂、当归、山甲、川楝，下黑粪而愈。

肝郁胁痛二条

刘氏妇，青年寡居多郁，素有肝气不调之患。今秋将半，大便下坠，欲解不出，医用疏导之药，并进大黄丸，重闭愈增气虚可验，两胁满痛非补中可投。诊脉浮大而缓是风邪确据，饮食不进，四肢微热中虚可知，小水甚利，月经不行又是蓄血之症，据此谛审，不得其法。细思独阴无阳之妇，值此天令下降之时而患下坠之症，脉来浮大且缓，系中气久伤，继受风邪入脏无疑。两胁满痛，肝气郁而不舒，惟有升阳一着。四肢独热，亦风淫末疾[1]之义。月经

① 风淫末疾：语出《左传·昭公元年》。

不行，乃风居血海之故。执此阳气下陷，用三奇散，加升麻以提阳气，复入当归，少佐桃仁，以润阴血，果然应手而痊。

三奇散

黄芪　防风　枳壳

万海生，腹胁胀痛，或呕或利，而胀痛仍若。医者不察，误与消食行滞之剂，遂腹胁起块有形，攻触作痛，痛缓则泯然无迹。自冬迄春，食减肌削，骨立如柴，唇红溺赤，时寒时热。诊脉两手弦数，似属木邪侮土之证，究归阴阳错杂之邪，正《内经》所谓胃中寒，肠中热，故胀而且泻。处仲景黄连汤加金铃、吴萸、白术、川椒，数剂而安，随进连理汤，乃健。

黄连汤

黄连　干姜　人参　桂枝　半夏　甘草　大枣

连理汤　方见卷三吐泻门胃寒肠热。

少腹胀痛

汪慎余，由苏州归，时当酷暑，舟中梦遗，旋因食瓜，继以膏粱[1]，致患小溲淋痛此湿热乘虚入于精道之据。途次延医，投利湿清火之药，淋痛虽减，又加少腹胀急。舟至浒湾[2]，左睾丸偏坠，胯胁牵痛，而少腹之胀日益甚，

① 梁：通“粱”。《说文通训定声·壮部》：“梁，叚借为‘粱’。”

② 浒湾：原作“许湾”，据文义改。

小水清利，大便不通。连延数医，俱以五苓散合疝气方，更增车前、木通，颠连两日，少腹胀不可当，左肾肿大如碗，烦躁闷乱，坐卧不安。急切邀治，脉得沉弦，遂处桃仁承气汤，重用肉桂，加当归，一服，大便下瘀黑二升而愈。夫邪结膀胱、少腹胀急之症，原有便溺、蓄血之分，在气、在血之辨。盖溺涩症小便不利，大便如常；蓄血症小便自利，大便黑色。此气血之辨，古训昭然。今者少腹胀急，小便自利，则非溺涩气秘显然明矣。独怪市医既不究邪之在气在血，且已知小便自利，反以利水耗气之药，其何以操司命之权耶？此症愈后，继以后一方连服数剂，以杜其根。

附方

当归　附子　肉桂　山甲　元胡　桃仁

按：《伤寒经》云：蓄血症，少腹硬满，小便自利，大便黑色，桃仁承气汤主之。水气症，头汗出，大便如常，小便不利，五苓散主之，十枣汤亦主之。燥粪症，腹满痛，大小便俱不通利，承气汤主之。男澍谨识。

冷积腹痛

江发祥，得痃癖病，少腹作痛，左胁肋下有筋一条，高突痛楚，上贯胃脘①，下连睾丸，痛甚欲死，或呕或利，稍缓若无，呕利则痛苦迫切，连宵累日，绝粒不进，或得

① 脘：原作“腕”，据文义改。

腹中气转，稍觉宽舒。医人不识，辄以治疝常法，苦辛之味杂投不已。有以肾气不藏者，或以冲任不固者，而金匮肾气、青囊[1]班龙叠投益甚，误治两载，疾已濒危。视其形瘦骨立，腹胁贴背，知为误药减食所致。按脉滑沉，且觉有力。审病经两载，形虽瘦而神不衰，拟是肝胃二经痼冷沉寒，积凝胶聚，绸缪纠结，而为痃癖之症。盖痃者，玄妙莫测之谓；癖者，隐辟难知之称。察脉审症，非大剂温通何以驱阴逐冷？于是以附、术、姜、桂、固脂、胡巴、丁、蔻大剂，稍加枳实、金铃以为向导，兼进硫磺丸火精将军之品，用以破邪归正，逐滞还清，冀其消阴回阳、生魂化魄之力，日夜交斟，按治半月，病全不减。再坚持旬日，势虽稍缓，然亦有时复增，且沉滑着指之脉仍然不动。因谓之曰：病虽减而积未除，尚非愈也。此症颇顽，姑忍以待之。所喜者倾心信治，余益踌躇，因思冷积不解，欲与景岳赤金豆攻之，然恐久病体衰，断难胜任其药，只得坚守前法。再进旬日，忽然大便大通，所出尽如鱼脑，其痛如失。姑减硫磺丸，仍与前药，稍加黄柏，每日出鱼脑半瓯。再经半月，前药不辍，鱼脑方尽，冷积始消，前此腹胁高突之形泯然无迹，厥后露出绉纹一条，如蛇蜕之状，乃知先贤人身气血痰水之积均有澼巢科臼之说为有征矣。

---

① 青囊：医书名，已佚，旧传为华佗所著。

血寒腹痛

蒋振辉乃室，向有腹痛带下之疾，用通经去瘀之药获效，医者病家，辄称用药之妙。讵痛虽暂止而经水自此失常，迨至旬日一下，又旬日点滴不断，累延半载，腹痛仍作，痛时少腹有块，触之则痛愈增，痛缓则泯然无迹。旧医犹引旧例，更指拒按为实之条，用尽通瘀之药，以为通则不痛，而有形无形，置之弗论，自此胀痛愈增，无有缓时，及加呕逆不止，大便不通。医复于桃仁、灵脂药中更加大黄、枳实，服下腹中窒塞，气急上冲咽嗌，四肢冷汗时出。迫切之顷，黉夜邀视，病家绝不怪前药之误，尚问巴霜丸犹可及否。余曰：补之不暇，尚可通乎？况腹中真气悖乱，愈攻愈散。于是以丁、蔻、附、桂、小茴、川楝猛进二剂，所幸少年形体尚旺，俾浊阴迷漫之逆藉以潜消。后加紫石英、枸杞、当归、苁蓉亟进，间以归脾汤吞滋肾丸，一月方健。缘此症多由房劳过度，冲任损伤所致，医者不知专固奇经，反行破气耗血，致有此逆。最可恨者，医与病家不知定乱反正之功，谓余为偶然之中。且议少年妇女服此补剂，必难叶孕。嗣后每一临月辄用通行之药，致令果不叶孕，可胜慨哉。

归脾汤　方见卷二虚寒门误表亡阳。

滋肾丸　方见卷二痿证门阳痿不举。

积热腹痛

吴妪，初起心腹间微痛，越二日，痛苦异常，汗大如雨，水米不入，口不作渴，小水清利，神昏懒言，坐难片刻，俨然虚极之象。自云素属中寒，难以凉剂。诊得六脉时伏。内外一探，虚实难决。因思痛症脉多停指，况阳明痛极必汗，若三阴之痛，必面青背曲，何得汗大如雨？势必内有积热，所以饮食加痛。病方入里，所以口不作渴；痛难支持，所以神昏懒言。乍观虽惑，细究无疑，于是君以芩、连、白芍平肝清火，臣以槟榔、厚朴下气宽中，佐以油归润肠，使以泽泻下行，三剂，通利而全愈。盖此症极多，治不一法。倘大便旬日未解，及壮实之体，宜承气汤攻之，正所谓痛随利减，通则不痛之意也。

宿食腹痛

傅妇，素属阴亏，常宜班龙丸，无病求诊，冀余写补剂。余曰：脉来弦紧而沉，有凝滞之状，腹中必有宿食，秋深恐成痢疾。目今调治，昔药非宜，况邪气久居肠胃，其脏气之虚实可知。但伏邪未溃，岂可暴攻？譬之贼兵方聚，未张其势，我等只宜先固城郭，以示其威，令其自散可耳。以四君子汤加枳壳一剂，服下腹中略响，正邪气缓散之征。讵妇女辈闻余言有滞积，竟私煎服浓姜茶，二汤一碗，下咽之后腹中绞痛难堪，下利数十行，头身大热，十指微冷。时值傍晚，急延余视。初不知其服姜茶汤也，谓曰：四君逐邪，果有如此之暴耶？因述所误。盖微积久伏，肠胃素薄可知，得此姜茶刮决之物，岂不大张其势？然至圊虽勤，所下甚少，余邪尚存未尽，而既已误治惹动其邪，无如乘其元气未败，再与疏通尽驱其邪。更以小剂行气之品，一剂泻下，腹痛略减。但潮热指冷不除，次早复诊，问所下何物，视之，一团白沫，隐然秋深肠澼之征。此时人事困顿，脉仍弦紧，是知当理阳气，投建中汤，以大建中建立中气，弗投理中以复削其阴气。与《金匮》小建中汤一剂，其症悉痊。愈后，余不禁自笑，盖初因未病，余为寻病治之，中因自误，余即以误治之法治之，末因脾阳衰弱，余全不以补药补之，见亦奇矣，而非见之奇，实见之先耳。

小建中汤

芍药　桂枝　甘草　饴糖　姜　枣

一得集附

胸脘胁痛

吴鼎三，形禀木火之质，膏粱厚味，素亦不节，患胁痛冲脘之病，绵缠两载，痛时由左直上撞心，烦惋莫耐，痛久必呕稀涎数口，方渐安适。始则一日一发，继则一日数发，遂至神疲气怯，焦躁嘈杂，难以名状。医者不从正旁搜求，用控涎、导痰诸方治之，毫不中窍，延磨岁月。迨至春升，一日痛呕倍甚，吐血两碗红白相间，结成颗粒，是阳明离位之血留久而为瘀者，所当审辨也，神昏气涌，目瞪如毙。即进人参、当归二味，渐渐苏回。嗣后神容顿萎，杜门静坐，不乐对客交谈，而气上撞心、胸胀脘闷诸症仍是一日一发。守不服药，以攻补两难，惟日进参汤而已。值余道经其门，邀入诊视，细询其由，始知原委。问曰：伤症乎？余曰：非也。曰：痨症乎？曰：非也。曰：非伤非痨，请先生明示何症。余曰：肝气病也。诊得脉来弦大弦为肝强，大则病进，记读《灵枢》经脉篇云：足厥阴所生病者，胸满呕逆。又仲景云：厥阴之为病，消渴，气上撞心，心中疼热，饥不欲食，故见嘈杂焦躁等症窃意焦躁嘈杂即古人所谓烦冤懊憹之状，知肝气横逆，郁火内燔，仿仲景治胸中懊憹例，用栀子淡豆豉汤以泄郁火，参入叶天士宣络降气之法以制肝逆，酌投数剂，诸症渐愈。

附方

栀子　淡豉　郁金　当归须　降香　新绛　葱管　柏子仁

厥后诊云：前进泄郁降逆之法，虽两载痼疾数剂而痊，然拟暂行之法未可久恃。缘甘平之性少，苦辛之味多，仅使中病即已，勿过用焉。亟当善为转方，所谓用药如用兵。更订四君子加白芍、远志，续服，多多益善。

复舅父治腹痛书

昨接来谕，藉知仁台[①]旧病，尚未全愈。晚[②]遍考方

① 仁台：敬辞，用于称呼对方。

② 晚：向尊者自称的谦辞。

书，兼参尊体素禀，互相酌筹，总由命门火衰，不能熏蒸脾胃。请试饮食恶寒喜暖，而脾胃之阳虚可验；更征腹痛绵绵不绝，而脏腑之阴寒可凭。药当温固中焦，宣通肾气，但固中勿令壅闭，宣肾毋耗真元，如附子、固脂、胡巴、鹿茸、益志等类，殆所必需。阴味宜减，阳味宜加，审度于可否之间，因应于化裁之内，务令真阳健旺，阴气潜消，俾中焦丕振[①]，脾胃运化有权，下焦温暖，肾元开阖有职，则身中元气浑然太和，奚患腹痛之不愈也？辱承下问，谨陈大略如上。

与长兄治气痛书

屡接来书，颇为病累，急欲图治，以保天年。弟于手录中查阅甲辰秋有来书，偶因醉酒激怒，心悸难支，服参数钱，遂好如故。自后每逢喧闹之地则惕然而惊，至幽静之处方渐安适。连年所服之药，无非养心生血。近月以来，怔忡尤甚，动静无分，所幸时惊时止，故不服药尚可耐过。惟虑作文之时心悸，难以完卷，现在精神似实为惊所困，时爽时滞，难以名状，望为斟酌云云。余思兄之旧病根源，良由将息失宜，耽酒多怒，扰动五志之阳，下元水亏，风木内震，肝肾阴耗，故多怔忡。连年所进汤丸，悉责心虚为患，是故终难杜绝耳。弟于时惊时止之情悟出肝风内震之旨，仿叶氏养肝育阴方法，

---

① 丕（pī 坯）振：大力振兴。丕，大。

佐以潜阳为治，服之已获大效。奈停药半载，心悸虽觉如失，而气痛之累渐至矣。己酉春，气痛尤甚，横攻两胁，直冲上咽，作噎呃声，进清肝凉血及五磨降气诸法，仍无实效。迨至庚春，不惟诸款未减，而胸脘肩髃间更加痛胀交迫，噎症之状又渐著矣。古称喉间如物阻，咯之不出，咽之不下，曰梅核症。又饮食之际如有物梗阻塞之状者，名曰噎兄于此症，殆有暗符。夫噎与梅核之由，皆因七情郁勃，或纵情恣欲，或偏嗜酒食，令人气结痰聚，阴阳不得升降故也。今兄之病，既非噎膈，又非梅核，形症虽异，而其因则一也。据述胸胀脘痹诸症交迫之时，饮酒一瓯，似觉渐减，饮至数瓯，则渐如失者，盖缘平日之偏造为坚垒，必藉酒引转为输导，乃同气相求之义也，故饮之甚快，而不知病之所造益深矣。原夫曲麦之性，极能升腾，横纵难制，亦为各归五脏而受之，故有喜怒忧悲恐五者之不同。更有禀阳脏者，伤于慓悍之性，而终于咳嗽、吐血、痿躄、偏枯之疾也；禀阴脏者，伤于清冽之气，而终于肿胀、关格、脱肛、噎膈之类也。至于偏注肝经而为病者，不一而足。每观酒后多言好怒，则酒偏投肝已有明征。然酒性虽仅投肝为胀为痛，而浊气必输于肺为壅为痰，是以金失其刚，转而为柔，木失其柔，转而为刚，横逆上冲之势，实基于此去春，大人用清金之法，其心思处治，已见一班，故喉间如有物阻，皆气与火互相交成也。欲杜此患，先宜节酒，次宜节烟，再以药饵，参以静功，俾肝无助虐，肺有清肃，则浊邪不致上升，肝阳抑之而下，谨调半载，可望全安。弟搜尽枯肠，愿兄留意。谨复。

淋浊门

败精阻窍

潘绍辉，得淋浊病，溺则管痛艰涩，茎口时有败精溢出。凡利湿清热养阴制火诸法，久治不效。视其形肥年壮，溺出浑浊，停久底有膏积，据此精溺同出之症，决非小肠湿热。细思溺管与精管外窍虽同，而内窍各别，若果湿热壅塞溺管，则前药岂无一效者？此必少年欲心暗萌，或房劳强忍，精血离位，忍而不泄。古云如火之有烟焰，岂能复返于薪哉？其离位之精，出而不出，日久必聚为腐秽胶浊，且牵引新精妄动，故溺欲出而败精先阻于外，是以管痛艰涩也。若不急驱精管腐浊，徒然渗利溺管，岂非南辕北辙乎？爰拟宣通窍隧瘀腐之法，以牛膝、桃仁、黄柏、山甲、金铃、远志、琥珀、白果、鹿角屑合煎服之，秽浊果通，溺出如鸦胆子大者六七粒，每粒红白相间，更有精裹血者，共服四剂始痊。须知精道之浊亦有肾虚不摄之症，然必滑而不痛耳。

肝经热结

傅瑞廷之女，年十龄，时值六月，发热口渴，小便淋秘，溺则号痛不已。延医，以利水之药，渴热不减，而阴户肿胀。又以三黄散、马齿苋敷之，遂至溃烂不堪，臭秽之极。更延疡医，概以解毒之药，因而益剧，腿跨[1]结核，稍欲解溺则号痛日甚，畏解不解，而少腹胀满难当。内服外敷，百治不效。危急之间，请决死生，以余非外科也。余视斯症，内外脉色悉皆火象，独唇舌不燥，尚有可疑。因思阴器属肝，此必湿热下陷，聚于肝经血分，故唇舌不显燥象。若湿热在于气分，则唇舌必燥也，故清利无效。但十龄稚女，冲任未通，亦无热入血室之症，因询食桃子颇多，盖未熟之桃最能助肝燥血，热结肝经故耳。处龙胆泻肝汤兼龙荟丸，大便下血一瓯，小便乃利，阴溃自愈。

龙胆泻肝汤　当归龙荟丸　二方俱见卷二痫厥门肝火生风。

按：集中各门，惟淋浊一症案仅二条，概[2]由兵燹之后纂辑故也。前凡例中，独于此条病机阐发尤详，语虽不伦，理或非诬，学者当合观之。倘博览之士更能搜采补入，则幸甚。男澍谨识。

杂症门

颊颐浮烂

许静堂内人，年近六十，素多劳虑，患口疮唇裂，项

---

① 跨：同“胯”。《集韵·莫韵》：“胯……或从‘足’。”

② 概：原作“慨”，据文义改。

生痱疹。久服祛风清火药，渐至两颊满颐浮烂淋滴，愈治愈剧。时值寇氛，静堂商楚被劫，家计萧条，疡医亦束手辞之。始延余诊，决一逝期，非求治也。余视所患处悉白色，水液流注，并无秽脓，自口颊延及胸项亦无漫肿，且喜脉象不大，肉食不呕，身亦凉，便亦利。因谓：此症七恶不见，五善备陈，十分可治，但取效甚迟耳。其家甚喜，及见疏方用薛氏加味归脾法，戚友皆蹙眉，诸郎君亦咸缄口。察其必不能用，姑与在庠[1]季子论曰：尊堂颊项浮烂，孰不谓之毒火？夫火犹贼也，贼至则驱之固也。然有邪盛正虚之时，不但贼不受驱，且驱之而正反伤，此安民攻寇之法，即医家攻补兼行之法。况养正之法可转为驱贼之方。当今之世，乘正之虚，寇盗蜂起，孰知乱世之寇匪即治世之良民？古之良帅奉行坚壁清野之法，以养正安民为怀，首逆潜消而胁从归顺。通之于医，正所谓养正则邪自除，未有伐正而能保身者也。况《内经》原有少火、壮火之分，后贤更详有形、无形之辨，乌可混施而不讲乎？尊堂禀赋虚弱，素多劳虑，离宫[2]自燃，心火外炎，此本身之元气外越，收之养之不暇，尚可视为毒火而清之驱之乎？考古明贤之论，谓无形之火生生息息，窈窈冥冥，为先天之化，为后天之神，为死生之母，为玄牝之

① 庠：古时地方学校。

② 离宫：指心脏。

门[1]，又岂于形迹所能摹拟者哉[2]？夫形迹不能摹拟，则虽外显火象，不可断为真热，概行攻伐。然亦非谓无实火也，惟在察其真假耳。故曰：有形之火不可纵，无形之火不可残。若能知火之邪正，而握其盈虚伸缩之权者，则神可全而病可却，是生道在我矣[3]。试观疡科痈疽溃后气血已耗，每以补药收功，如八珍、十全、养荣、归脾之法，历历不爽，此岂余之创见乎？季子长揖钦服。其昆季与戚友谓曰：此老用药似非而所谈却是。命煎药，当余面进，服后果安。余归时，嘱临夜再进一剂。旬日中竟服二十剂，其烂始敛，服至五十剂，其功始半。但苦流注不干，促余外药。疡科余素不娴，敷贴之方未备，姑与古矿灰敷之，转进十全、保元，间服而痊。季子感余再造，蒙赠诗联。余亦颔[4]笑曰：此秀才人情也。因忆向年朱叔岳母太夫人孀居有年，焦劳忧郁，虚火外炎，患口舌糜烂。日进清凉，虚火愈炽。复延外科包治，愈增糜烂，延及唇外。适余归里，招视，其色甚白，脉息亦微，余谓并非外症，实皆心脾郁结，虚火烁金。夫心主血脉，脾主肌肉，肺主皮毛，故皆受累。急当调养气血，则虚火自藏。疏与归脾汤，兼进天王补心丹，嘱其多服。讵意只服数剂，余转浒湾，而前医复至，总认热毒攻注，

① 玄牝之门：语出《老子·六章》，谓生命本原。
② 无形……者哉：语本《景岳全书》卷十五。
③ 有形……在我：语出《景岳全书》卷十五。
④ 颔：原作“领”，据文义改。

谤余为火上添油。岳家无所依治，疡医日进丸药，外用膏丹，乃至牙宣颊裂，爪脱发落而逝。因思疡医之药必是丹铅之毒，方有如此之酷，深堪悼惋。若知乱世之寇匪即治世之良民，通于壮火食气、气食少火、壮火散气、少火生气之理，何至生灵荼毒，玉石俱焚耶？此余耿耿于衷，深为感悼，因并志之。

记读《张氏医通》，石顽①曰：尝读《内经》有脱营失精之病，方书罕言，近惟陈毓仁②痈疽图形仅见失营之名，究无方论主治，故粗工遇此，靡不妄言作名，为害不浅。夫脱营者，营气内夺，五志之火煎迫为患，所以动辄烦冤③喘促，五火交煽于内，经久始发于外，发则坚硬如石。毓仁所谓初如痰核，久则渐大如石，破后无脓，惟流血水，乃百死一生之证，是以不立方论，良有以也。其形著也，或发膺乳腋胁，或发肘腕胫膝，各随阴阳偏阻而瘕④聚其处。久而不已，五气留连，病有所并，则上下连属如流注。然不可泥于毓仁之耳前后及颈间方目之为失营也。以始发之时，不赤不痛，见证甚微，是以病者略不介意，逮至肿大硬痛，蟠根错节已极，岂待破后无脓方为百死一生之证哉？原夫脱营之病，靡不本之于郁，若郁于脏腑，则为噎膈等症。此不在脏腑，病从内生，与流注结核乳岩⑤同源异派。推其主治，在始萌可救之际，一以和营开结为务，而开结全赖胃气有权，方

① 石顽：即张璐，字路玉，号石顽老人，长洲（今属江苏吴县）人，著有《张氏医通》。

② 陈毓仁：即陈实功，字毓仁，号若虚，东海（今属江苏南通）人，著有《外科正宗》。

③ 烦冤：中气郁结。语出《素问·示从容论》。

④ 瘕：原作“瑕”，据文义改。

⑤ 岩：原作“岩”，据文义改。

能运行药力，如益气养荣之制专心久服，庶可望其向安。设以攻坚解毒、清火消痰为事，必至肿破流水，津复外渗，至此日进参芪，徒资淋沥。其破败之状，如榴子之裂于皮外，莲实之嵌于房中，与翻花疮形像无异，非若流注结核之溃后尚可图治，亦不似失精之筋脉痿躄也。详脱营失精，经虽并举，而死生轻重悬殊。脱营由于尝贵后贱，虽不中邪，精华日脱，营既内亡，瘕①复外聚，攻补皆为扼腕，良工无以易其情志也；失精由于先富后贫，虽不伤邪，身体日瘦，内虽气结，外无瘕聚，投剂略无妨碍，医师得以施其令泽也。然二者之病，总关情志，每每交加，而有同舟敌国、两难分解之势，故毓仁以失营二字括之，惜乎但启其端，而肯綮示人之术，则隐而不发，何怪粗工谬言为道，妄用砭石，宁免五过四失之咎欤？愚窃思石顽之论，足与是案互相发明，故并录之。男澍谨识。

归脾汤

人参　白术　茯神　茯苓　黄芪　当归　远志　枣仁　木香　甘草　龙眼或加丹皮、山栀、柴胡、白芍

天王补心汤

生地　人参　元参　丹参　桔梗　远志　枣仁　柏仁　天冬　麦冬　当归　五味一方有菖蒲，无五味

咽喉肿痛

陈继曾尊堂，体素清癯，高年无病。旧冬患伤风咳嗽，疏解已痊。随患咽喉微肿，小舌垂下，盐点无益，守不服药之戒，渐至喉间窒塞，饮食维艰。始延医治，

① 瘕：原作“瑕”，据文义改。

投疏风化痰之药，口舌糜烂，啜芩、连、知、梗之属，喉痛愈增，吐出蛔虫二条，人事大困，肌肤发热。医者群至，俱称风火，然见高年形衰色败，究竟不敢下手。余视牙关甚松，会厌口舌一带俱白，细思咽主胃，喉主肺，今肺家无恙，故呼吸无碍，其吞吐甚艰，是病在于咽而不在于喉也。又赤色为阳，白色为阴，今满口色白，其为阴火明矣。若果阳火为患，咽喉出入之地，岂能久待累月乎？必高年脾胃既衰，中土聚湿，新进水谷之湿不能施化，与内中素蕴之湿挟身中生生之气，郁蒸如雾，上冲咽嗌，故作痛楚，延于口舌则糜烂，浮于肌肤则身热，是少火变为壮火，良民变为匪类矣。奈何反进苦寒戕胃，致中土湿而且寒，故蛔虫外出，而成种种危候。急与理中丸五钱，青黛为衣，令其口含噙化，是夕咽痛减半，竟得安睡，继进连理汤数剂而安。其病愈后，同道咸议余为补医，以咽痛烂舌之症从无参、术、干姜之治，岂知凡病有阴有阳，有虚有实，法当随症施治，岂独咽喉口舌为然哉？

连理汤　方见卷三吐泻门胃寒肠热。

颈项生疽

黄荣青，项外结喉之间，忽生硬疽。延疡医调治，与疏风化痰之剂，疽形渐长，按之坚而不痛。将欲敷药，就正于余。余曰：岂有不寒不热、不痒不疼之毒乎？此症由于思虑郁结，营卫留滞，以致气结不行，当进益气和营之药，不治而治也。连服归脾数十余剂，其核疽自化而消。

归脾汤方见前本门颊项浮烂。

下唇生疮

詹盛林，冬月由远地言旋[1]，沿途下唇燥裂，时忽干痛。谓为霜风所侵，屡以猪膏涂润，而掣痛反增。质之医者，皆称风火，日与清凉之药，因而糜烂。至家，就诊于余，许以一剂可效，再剂可痊，遂疏椒梅附桂连理汤去甘草。盛闻余功限甚速，坦然服之，果验。门人疑而问曰：唇烂不受寒凉之药，愚辈知为虚火矣。既举附桂理中，何以复加黄连？又何以更用川椒、乌梅乎？答曰：此正所谓下唇生疮，虫蚀其肛，其名为狐。若是虚火，岂有下唇已烂，上唇安然，且口舌无恙乎？门人退而喜曰：毫厘千里，良不诬也。

考狐惑症：谓狐惑，狐疑不决之状，内热生虫之候也。上唇生疮，则虫蚀其脏，曰惑；下唇生疮，则虫蚀其肛，名曰狐，雄黄丸主之。按先君临治斯症，不以雄黄丸，而投与椒梅理中汤，殆医之不可尽以成法拘者也。男澍谨识。

雄黄丸

雄黄　当归炒，各七钱五分　槟榔五钱　芦荟二钱五分　麝香二钱五分

---

① 言旋：回还。典出《诗经·小雅·黄鸟》。言，助词。

面糊为丸如桐子大，每服二十丸，粥饮下，日三服。

火衰目盲

黄荣青，年近六旬，形体素虚，今秋忽患目视不清，至晚直不见物，来寓索补水之方。余视其面色萎黄，形容憔悴，知由忧思抑郁，损伤心脾所致。夫水仅能鉴物，而火则能烛物，今至夜不见，则无火不能烛物可知。夫心为阳而居上，心火过亢则多妄见，心火衰微则不能烛照，故至夜如盲也。与理中加固脂、益智，间进归脾汤数十剂，乃获复旧。

归脾汤　方见前本门颊项浮烂。

目赤羞明

金绍裘内人，患两目红赤，畏日羞明，左眼尤甚。延目科医治，日进清火散寒，目愈难开，饮食日减，形体日瘦，始延余治。余于目科素所未娴，谛思经旨有云：五脏精华皆上注于目，禀气于脾。合于色脉，当推中气久虚，五脏失禀，精不注目，虚火上炎。此内因之疾，既非发散可解，更非沉寒可清，当从甘温泻火之法。授以归脾汤加柴胡、丹皮，十余剂目赤渐退，光明如旧，且从此气充血盛，已叶孕矣。

消中

喻廷锦，能食而瘦，时饥嘈杂，小便赤涩，胸膈间微若有痛。诸医咸谓消中，误认为火，连服生地、麦冬、芩、连、知、柏，数月不辍，遂至时欲得食，旋食旋饥，面黄形瘦，小水愈赤。有进竹叶石膏汤者，疑而未服。余诊得脉息属虚，曰：君几误死。能食而疲，此乃脾弱胃强，法当扶脾抑胃，奈何认为实火耶？其昆季咸知医理，群起而问曰：小便赤涩，岂非火乎？余曰：曷不闻《经》云中气大虚，溲便为之变耶？且从来大小二便岂定为虚实之确据耶？今诸君以便赤即认是火，则天下皆医矣。遂疏六君子吞左金丸，数日稍愈。后除左金，独用六君子汤，百余剂而安。

左金丸方见卷二痿证门阳缩不伸。

脚气

聂义远之妻，病始畏寒发热，两足僵硬，微肿疼痛，步立不能。医者不知为脚气之病，误与发表，渐至气急上冲，腨[1]皮红赤，热痛难耐。又疑为毒气所致，遂付疡科医治，而气冲热痛，愈觉不支。急迫之间，求治于余。诊得右脉洪而无力，左脉伏而不见，形羸[2]唇白，声微舌润。询其体格，又属素虚，理宜调补气血，但气冲便秘，足腨红肿热痛之极，此属气实明征，且脚气古称壅疾，是又不可遽补。从此酌量先后缓急诸法，当先治其标而后其本也。缘按症以气血虽虚，而经络必滞，宜先与疏通经络，

① 腨（shuàn 涮）：小腿肚。
② 羸：原作“嬴”，据文义改。

而后调补气血，方为合法。于是将古方鸡鸣散除苏叶，恐再散也，加生芪，以固表也，入桑皮，以下气也，减桔梗，恐载浊也，面嘱只服一剂，次日当视症定方。服后大便亦通，肿痛少除，气冲大减，寒热悉瘥。其家见药已效，更进一剂，亦觉相安。越日，疡医适至，意在侥图诈取，谬谓毒气未化，当用敷药，更仿余方加防己、苍术，内服外敷，是夜寒热顿起，汗出衣发俱湿，神魂飘荡，气上冲心。余复视时，张口瞑目，危险至极，急进十全大补汤二剂，始得稍安，又数十剂方全安。原此症《内经》所言：因于气为肿，四维相代，阳气乃坏。只因气冲便秘订一剂之方者，势不得已也。乃病家轻命图便，违嘱投药，而疡医复贪功射利，罔识忌讳。嗟嗟！此当世通弊，独聂氏哉？

十全大补汤方见卷一伤寒门同病异治。

鸡鸣散

苏叶　吴萸　桔梗　木瓜　橘红　槟榔　生姜

鸡鸣时冷服。

肠痈

文定辉，病苦少腹胀满，肛门重坠，欲解不解，时下脓血。诸医咸称休息痢，百治不愈，淹缠半载。延余施治，视其神色不衰，少腹按之愈痛，所下或尽是白脓，然亦有时污血，诊脉举按皆滑，沉候略带微数。疏方与黄芪、防风、银花、山甲、丹皮、瓜蒌、连翘、白芷、甘草，一剂，下白脓带黑污而出腥秽不堪者一勺，少腹始舒，后重乃除。再剂，除瓜蒌、加薏苡而痊。此肠痈之症，因用排脓之药也。

卷　五

产后门

腹胀便闭二条

孙康泰内人，产后一日，畏寒发热，恶露不下，满腹作胀，手不可按，二便俱闭，胸紧气迫。危急邀视，知为产后受寒所致。盖血得寒则凝泣而不行，非温不通。先与失笑散二钱，次进黑神散，重用姜、桂，加漆渣、山楂，急煎与服，顷刻小水先利，污水随下，腹始稍宽，气始稍平。是晚再进一剂，大便甚通，次日泄泻不止，腹痛口渴。当斯时也，于泄宜补，于痛宜通，是通补两难立法。询知临产食鸡汤过多，缘腹中所蓄瘀血，今得温通，腹中宣畅，恶露已从前阴而下，食滞又从后阴而出，津液暴失，宜乎口渴。然喜脉无洪大，神不昏迷，许以无忧。但身中之津液下泄、精气不腾之症，当从釜底暖蒸，庶几氤氲彻顶。疏与苓、桂、固脂、姜炭、木瓜、甘草投之，渴泻腹痛俱止。

黑神散

地黄　当归　赤芍　蒲黄　桂心　干姜　甘草　黑豆童便

失笑散

蒲黄　五灵脂等分

醋调服。

周秋帆茂才之内人，产后恶露甚少，腹大如箕，自言作胀，小水甚长，大便不通，俨似蓄血之症。但口虽渴，喜饮热汤，两尺脉亦软濡，可知血寒凝滞。投以黑神散，不应。更医，用大黄、红花、枳壳之药，腹胀愈甚，腹坚如石。再求余治，知为寒邪凝结，必当温通。连进附、桂、干姜、归、芍，似胀稍宽，叠投二日，已经四剂而恶露不下。窃思舍此温通之法，决无破血可进，然非血行，胀何由消？考古治虚损吐血逐瘀之法有花乳石散之例，能化瘀血为水，不动脏腑，可引以为用。遂煎米饮调服二钱，少顷腹中气响，前阴出秽水甚多，大便亦通，叠进前药，胀消一半。惟腹右稍坚，十指挛急，足亦时僵，此气血虚寒，今始大露，改进理阴煎，重加附子，诸症悉瘥。后进养荣汤数十剂调理，全安。

人参养荣汤　方见卷二虚寒门误表戴阳。

按：花乳石散（《局方》）治气虚血凝，瘀积壅聚，胸膈作痛，宜用重剂竭之。

花乳石五两（产硫黄山中，状如黄石，有黄点如花之心，故名。近世皆以玲珑如花乳者伪充。欲试真伪，煅过，置血上，血即化水者真）　硫黄二两

上二味同入阳城罐①内，盐泥封固，煅一伏时②，研如面，每用

---

① 阳城罐：产于山西阳城的一种陶罐。阳城，原作“炀成”，据文义改。

② 一伏时：一昼夜。

二钱，食远童便调服。妇人产后血逆血晕，胞衣不下，或子死腹中，俱宜服之，瘀血化为黄水，然后以独参汤调之。男澍谨识。

少腹绞痛

周吉人先生内人，冬月产后，少腹绞痛。诸医称为儿枕之患，去瘀之药屡投，愈重，乃至手不可触，痛甚则呕，二便紧急，欲解不畅，且更牵引腰胁俱痛，势颇迫切。急延二医相商，咸议当用峻攻，庶几通则不痛。余曰：形羸气馁，何胜攻击？乃临产胎下，寒入阴中，攻触作痛，故亦拒按，与中寒腹痛无异。然表里俱虚，脉象浮大，法当托里散邪。但气短不续，表药既不可用；而腹痛拒按，补剂亦难遽投。仿仲景寒疝例，与当归生姜羊肉汤，因兼呕吐，略加陈皮、葱白，一服微汗而愈。得心应手之妙，不知其然而然者有矣。

当归生姜羊肉汤

黄芪　人参　当归　生姜　羊肉煮汁煎药

如恶露不尽，加桂行血。

潮热腹痛二条

吴元初室人，产后三日，潮热腹痛。八珍、五积之属辄投，不效，反致潮热愈盛，腹痛愈增，至第七日口疮唇烂。有以为实火者，投芩、连不纳，有以为虚火者，用附、桂亦呕，遂至呃哕神昏，人事大危，诸医袖手。余谓此症唇口虽烂，然喜饮热汤，脐腹虽痛而手可重按，显系内寒外热。第寒热拒格，药当偷关而过，所谓求其属也。

宜与理中先调其胃，法取小丸二两半，青黛为衣，石膏为衣，或呷或吞，任其缓进，盖仿长沙白通加人尿、猪胆之遗意也，药下，果得胃安不呕。随制八味地黄汤以导阴火，热收痛止而安。

八味地黄汤　方见卷二虚寒门首案。

吴显余内人，小产后腹痛，夜热咳嗽。医者作瘀血治之，遂尔腰屈不伸，痰多食减。又以理中、四物之属投之，致令夜热大作，少腹极痛。脉来迟紧带弦，因谓之曰：此中虚而血寒也。四物泥腻，非痰多食减者所宜；理中壅燥，岂夜热咳嗽者能任？遂疏黄芪建中汤，叠进而安。

黄芪建中汤　方见卷二内伤门泄泻不食。

呕吐胁痛

陈飞云学博之女，产后两月，忽然战栗，左胁微痛，胸中窒塞。屡进表散之剂，寒栗愈盛，呕吐清水。时值天气炎热，诸医莫辨虚实，招予视之。诊其面色，红中带青，脉象甚微，久按觉弦，细揣知为久寒在血；其左胁微痛，是肝气郁而不伸；肝挟相火，是以面色青红；木邪侮土，是以胸中窒塞，呕吐清水。因思厥阴中寒，相火内寄，非发表温经，病必不解，但发表宜兼养血，温经最忌助阳，宗仲景治厥阴久寒之例，与当归四逆加吴萸、生姜，药下立安。

当归四逆汤　方见卷二虚寒门首案。

寒热如疟

萧洪元室人，产后偶然寒热如疟。医以外感，投五积散，不效。洪元自知医理，又与黑神散，不应。更医，以为血虚，进八珍汤，是夜潮热烦躁，次早口干舌裂。又用归、芍、芩、连，服后火势愈腾，唇口愈燥，咽喉窒痛，胸腹胀迫，燥渴异常，脉来洪数，按之亦皆鼓指，内外一占，俨然大热之象。但临产艰难，神气固丧，且血下甚涌，阴营亦伤。思人身阴阳相抱，始得资生，今阴精内竭，孤阳外扰，若非滋液敛神之法，势必阴亡阳灭而已。因处大剂理阴煎加附子、五味，另用龙眼二斤，熬汤搀服，服后寒战重复不减，唇舌俱淡，乃阳微之状已彰。但明知产后血枯阴涸，且脉形未敛，尚不敢偏行辛温，确守前意，滋液敛神，甘温到底而安。

按：妇人产后血虚发热燥渴诸症，愚曾用理阴煎重加姜炭而安。盖产后血夺，阳无所依，浮散于外，姜炭散虚热之上品，引血药以生血之灵丹也。男澍谨识

理阴煎　方见卷二虚寒门误表戴阳。

谵语发狂二条

戴琪圃室人，小产后业已越月，忽然浑身战栗，卒倒无知，目瞪手散，半晌略醒，旋发强言，或骂或笑，或歌或哭，一日两发。驱风养血之药投之无算，而病不少衰。延余视之，见其产后久病，犹气旺神充，因笑曰：病之情由，吾深得之。戴曰：何谓也？余曰：令正之禀必素多肝

火，前之小产必因多进补剂，以致血得热则沸腾而下。产后身中之火未息，冲任之血未安，胞宫之秽未尽，则污瘀之血势必从火势而冲心胞，以致神魂狂乱，稍顷火降而人事清，移时火升而神机似乱矣，故病发时浑身战栗者，正《内经》所谓诸禁鼓栗，如丧神守，皆属于火。病经两旬，若谓血虚风动，安得久病而神不衰耶？用铁落饮合当归龙荟丸，加漆渣、桃仁、花乳石，下污血一升，而神清病愈。世知药能治病，抑知药能治鬼乎？近时通弊，尤属可笑，故记之。

周捧书乃室，小产后数日，恶露如崩，胸紧腹胀，气迫窒塞，怒目而视，人事大困，自言见鬼于前。余临其帷，犹用法师敕符喷水[①]，燃火叫喊。余见之，大为惊骇，盖知其心阳将脱也，急以芪、术、鹿茸、姜炭、枣仁、五味、龙齿，约重斤余。捧兄以产后瘀血，且因天令亢热，疑不敢用。因面令煎服，进药时神气偾乱[②]，目已半合，身已将僵，余为惊怖，盖恐其药之不及也。亟为灌完，随命复煎一剂更服，毫不为动。于是又煎一剂，服之而神少醒，自云身非己有，渺茫不知所从，盖神魂尚未归宅之验耳。更加五味一倍，又服一剂，是晚神魂略安，犹然时惊时惕，时恐时昏，不敢开目。次早脉犹未敛，按之豁大如空，下血淡少，仍与前方连进一剂，

---

① 敕符喷水：道教驱恶镇邪的法术。

② 偾（fèn奋）乱：亢奋而狂乱。偾，原作“愤”，据文义改。

始敢开目，饮食大进。忽然腹中作痛下血水，腥臭不堪，意者果有瘀乎，于是原方加泽兰、益母、生蒲黄、肉桂一剂，下出朽腐白肉一团。众妇不知何物，余曰此双胎也，妇视之，果然。痛始除，胀始消，随以归脾汤加鹿茸、姜炭、肉桂，连进十剂而健初视时舌白胀满塞口，外以蒲黄、干姜末搽舌，遂缩如原。

谵语自汗

黄杏帘先生之媳，体气孱弱，素禀肝火，且针黹书画，日夕劳神。今秋产后即下榻如常，因目中觉燥，自取旧方，药只熟地、白芍二味，立时恶露顿止，目瞪反张，逾时方醒，醒而复发。昏夜邀视，合室惊惶，坐视片刻，连发二次，醒时忽言见鬼，一身战栗。余诊两脉，幸无洪大，知为神魂不藏。隔壁喊叫，闻之则发，探病客至，见之亦发，立时怒目上视，十指紧撮，牙关随闭，面若涂朱，汗出如雨，片时之久，稍呕微涎，人事复清。余坐二时之久，已发三次，家人咸称邪祟，又议恶露上攻。余曰：闻声则惊，见生人则惕，显属正气大伤，因生惧怯。且恶露虽止，腹无着痛，实因芍、地酸寒凝滞之故。惟有收敛温通一法，尚何恶露可破、邪祟可驱哉？重用参、归、姜、桂、龙齿、五味、茯神、钩藤、龙眼，叠进不辍，其势渐缓，恶露随下而痊。或问曰：病因血止而变，今用补血而反通者，何耶？答曰：《素问》病机篇云血气者，喜温而恶寒，寒则凝而不流，温则消而去之[①]耳。

腹痛自汗

吴应新内人，产后寒热腹痛。诸医以芎、归加入行瘀之药两投，愈痛，人事困顿。余以血虚腹痛，当温养血液，疏以理阴煎，畏而弗服。明是血虚发热、气虚生寒之症，误以时行疟症治之，以致大汗如洗，衣被皆透，举室慌乱。复延余至，原知产后津脱之症，未敢轻许可治。所喜脉无躁扰，神明未乱，亟以大剂人参养荣汤，叠进三剂，外以五倍末津调敷脐，其汗稍收，而寒热乃除。惟腹痛既非瘀血，必是内寒无疑，但血去液伤，辛温难进。爰拟交骨未缝，寒入阴中，仿仲景产后腹中疠痛属寒疝之例，与当归生姜羊肉汤，服下腹痛果除。后数日，又因换衣触寒，寒热复起，舌心灰黑，与理阴煎加附子一剂，寒热虽熄而大汗仍来。重进养荣汤三剂，不应。外以荞麦粉扑之，汗亦不止。余甚踌躇，其家以为尸汗，咸称不治。余曰：药虽未效，症尚未变，且脉亦甚微，亦属吉象。仍将原订养荣汤用五味子八钱，外以龙骨、牡蛎粉扑之，其汗稍息。复将原方昼夜三剂，其汗始收，舌黑始退。自云心多惊怖，犹是血去液伤，重进归脾、养心，数十剂始健。

养心汤

黄芪　茯苓　茯神　当归　川芎　半夏　柏仁　甘草

① 血气……去之：语本《素问·调经论》。

枣仁　远志　五味　人参　肉桂

当归生姜羊肉汤　方见前本门少腹绞痛。

口渴自汗

吴鹤皋乃室，是临川陈祥光之女，产后两旬，忽然汗出二日，医治数日，身热烦扰，口干发渴。祥光因鉴媳妇之误命也，请诊而任其治焉。视其舌光如镜，边刺红燥，身热烙指，汗出粘手，口虽渴而热汤不畏，脉虽洪而重按无力，可知汗血同源，内液枯涸之故，非收神敛液，势必神丧而亡。急用黄芪、桑叶、麦冬、五味四味同煎，不杂他味者，盖仿血生于气、水生于金之意也，直进十余剂而康祥媳误案，附虚寒门误表气脱。

五更泄泻

吴乐伦乃室，年近四旬，素患小产，每大便必在五更。服尽归脾、四神、理中之药，屡孕屡堕。今春复孕，大便仍在五更，诸医连进四神丸，不仅解未能移，并且沉困更甚。商治于余，诊毕，乐兄问曰：拙荆虚不受补，将如之何？余曰：此乃八脉失调，尾闾不禁，病在奇经。诸医从事脏腑肠胃，药与病全无相涉。尝读《内经》骨空论曰：督脉者，起于少腹以下骨中央，女子入系庭孔。又曰：其脉循阴器，合篡间，绕篡后，别绕臀。由是观之，督脉原司前后二阴，尊阃督脉失权，不司约束，故前堕胎而后晨泻也。又冲为血海，任主胞胎，治之之法，惟有班龙顶上珠，能补玉堂关下穴[①]。但久病肠滑，恐难以尽其神化，当兼遵下焦有病人难会，须用余粮赤石脂[②]。如斯处治，丝毫无爽，五更之泄，今已移矣，十月之胎，今已保矣。《内经》一书，可不读乎？

按：四神丸原为五更火衰泄泻而设，今施于下虚关滑，宜乎不中肯綮。矧[③]五更为诸阳之会，八脉之聚，非专固奇经，乌乎有济？而余粮、石脂二物，人皆泥为重坠伤胎，今反不然者，《内经》所谓有故无殒，亦无殒也。男澍谨识。

阴菌下坠

桂煜堂内人，因取乳服药，患阴菌下坠，足腹肿满。又误治半载，忽变口噤舌缩，诸医无从措手。延余诊脉，六部按之全无，似属不治。盖心主血脉，舌为心苗，有内外交绝之象，然呼吸调匀，神明未乱，面无杂色，均非死候。因原其始而求其理，妇人两乳乃冲任所关，故乳汁与月水相应，误投下乳之药，冲任大伤，以致子宫脱出。又因误治，肾气散越而为肿满。按少阴肾脏位虽居下，然其脉常萦舌本，今气已坠散，脉道不能上朝[④]，故脉不至而舌本不能萦也。此际收摄之法有断然必用者矣。遂处大剂养荣人参汤，重加鹿茸、艾叶，频进旬日，新旧诸恙统获

---

① 惟有……下穴：语见《本草纲目》卷五十一引《澹寮方》。

② 下焦……石脂：语见《本草纲目》卷十引李先知诗。

③ 矧（shèn 甚）：况且。

④ 朝：同“潮”。《管子·轻重乙》：“天下之朝夕可定乎？”郭沫若等集校：“朝夕犹‘潮汐’，喻言起伏。”

痊安。噫！医可不求其理哉？

人参养荣汤　方见卷二虚寒门误表戴阳。

崩漏二条

丁桂兰内人，年近五十，得崩漏之病，始则白带淫溢，继则经行不止，甚则红白黄黑各色注下，绵绵不绝，迁延五载，肌肤干瘦，面浮跗肿，胸胁作胀，谷食艰进，所下已有腥秽，自分必死。所喜脉无弦大，可进补剂，然阅前方十全、归脾之药，毫无一效。窃思妇人久崩，调补气血不应，必是冲脉损伤。考《内经》逆顺篇以冲称血海，又为五脏六腑之海，又云冲脉起于胞中，而胞中原属命门，因推人身自头至足，腹前背后，无不禀承于命门，以海为百脉之宗，经络发源之地，然非独血海为然也。即气海、髓海、水谷之海，亦皆禀承于命门，与人身气血之盛衰大有关系。再考《内经》于胸胁支满，妨于食，时时前后血，必因少时有所大脱血，或醉入房，气竭肝伤。此症虽非醉犯房劳，必当年产后胞户未扃[1]，房室不慎，损伤冲脉可知。夫冲既不蓄，则诸脉皆废不用，有职无权，由是任脉不为之承任，带脉不为之带束，督脉不为之统督，阴阳跻维不为之拥护，故身中之精华散漫无统，无所禀承，不及变化，所以诸般颜色之物注于冲路而下，譬之

① 扃（jiōng 炅）：关闭。

漏卮[1]不竭不已也。所服参、芪、归、术，计非不善，但甘温守补，岂能趋入奇经？仿《内经》血枯血脱方法，特制乌鲗丸，义取咸味就下，通以济涩，更以秽浊气味为之引导，参入填下之品，立成一方，似于奇经八脉毫无遗义。且令其买闽产墨鱼，间日煮服，亦是同气相求之意。如此调理两月，按日不辍，五载痼疾，一方告痊。后黄鼎翁之内悉同此症，但多有少腹下坠，未劳思索，迳取前方加黄芪而痊。

附方

熟地　枸杞　苁蓉　鹿角霜　故纸　茜草　牡蛎　锁阳　海螵蛸　桑螵蛸

鲍鱼汤煎。

按：《内经》四乌鲗骨一藘茹丸，《素问》治气结肝伤，脱血血枯，妇人血枯经闭，丈夫阴痿精伤，乌鲗骨四两（即乌贼骨），藘茹一两（本草作藘茹，即茜草），丸以雀卵，大如小豆，以五丸为饭后，饮以鲍鱼汁，利肠中及伤肝也。窃忆《内经》之方不多见，除此方外，惟有治心腹满，旦食则不能暮食，名曰鼓胀之鸡矢醴（一剂知，二剂已。其方用羯鸡矢干者八合炒香，以无灰酒三碗煎至一合，滤汁，五更热饮则腹鸣，辰巳时行黑水二三次，次日觉足面渐有绉纹。又饮一次，渐绉至膝上则愈），及阳气盛，阳跻之脉不得入于阴，阴虚，故目不瞑之半夏汤（以千里长流水扬万遍，取五升，半夏五合，煮为升半，饮一小杯，稍益，以知为度，覆杯则卧，汗出则已）而已

① 卮（zhī 支）：盛酒器。

（一剂知，谓药病相知，犹言药与病合。二剂已，谓病已除也）。男澍谨识。

一得集附

妄见妄言

傅补轩内人，产后匝月，忽患四肢僵痹，呼号鬼神。众惊以为邪祟，祷之不灵，召余往诊。脉得右大左伏，面青唇白，舌胎边白中黑，兼之久未更衣，小便短少。按此症舌心带黑，便闭溺短，当推实热例治，然无口渴痞满之患；舌黑而滑，四肢僵冷，当推虚寒例治，而脉候又非微细迟弱。复于色窍细审，面青目瞪，似属肝邪为患居多，且左脉隐伏，应有绸缪[1]郁结之情。原肝为刚脏，体阴而用阳，魂被火迫外游，故探病客来，未至先知虚症亦有肝不藏魂，能知宅外之事。而妇人产后血虚，尤多此证，宜养荣汤之类者。况肝主筋，热盛筋急，故目瞪上视，四肢僵痹也；又肝主疏泄，脏病联腑，故便闭不通也。此则肝气愤郁，足为明征。补轩与余素契，执前医方来阅，皆参、甘、归、杞守补之味，大概泥于左脉不见，惑于丹溪产后当补气血一语，似于凭症审视之道尚未尽善。补轩信余甚笃，并述右乳肿痛已经数日。原乳房属阳明，乳旁属厥阴，《经》曰营气不从，逆于肉里，乃生痈肿。故见症于阳明、厥阴之部分，又肝之为病，足为明验。直疏以逍遥散合龙荟

① 绸缪：纠结难解。

丸，进退酌用，是夜连进二剂，谵语肢痹俱止。惟于天晓时前症欲萌，旋尔又止，是得前方叠进之力。设认症不确，小剂暂试，势必病重药轻，前症复萌，定归咎于药之不当，又作更方之想，则失之远矣。其前症欲萌于天明时者，乃肝木旺于寅卯故也。后又将原方加疏肝导气一剂，诸症潜消。视其乳房，果红肿进迫，欲作脓溃之势，继将原方加公英、香附、白芷托里排脓，果得出脓一碗[1]，肿痛悉瘥。只经数日尚未更衣，渠母促用通剂。余以下不嫌迟，遵王道之治立方，用五仁以代通幽，连进数日，大便渐通，末症亦渐以除，未费调补而安。此虽余临症审治之不差，实补轩信余之不差也。倘补轩任前医参甘稳当之方，势必肝气愈结，四肢渐变厥逆，指甲皆青，神识愈见昏愦，舌卷乳缩有之，而参、附、姜、桂又安能禁之不用？值此错乱纷更，则余亦无所适从矣。

逍遥散　见卷一伤寒门阴阳易症。

当归龙荟丸　见卷二痫厥门肝火生风。

① 碗：原作“腕”，据文义改。

卷 六

痉厥门

太阳伤风

熊继先乃郎，半岁，肌肤娇嫩，笑舞爱人。继先常与余言可喜，余曰：凡娇嫩之物，最忌风霜，当预防之。继因见其易于抚养，乃私议余言之非。一日患伤风小恙，鼻塞咳嗽，医以二陈、苏、防之属，因而得汗，即至嗽声不出，气急神扬。尚以不嗽为效，盖不知外感以有嗽为轻，以无嗽为重。又误进苏子、枳壳之属，下咽未久，忽然目珠上瞪，四肢抽掣，又误进镇惊丸。诸医见其小水短少，更与疏风之药，加入淡渗之味。继因见病急未服，危迫之顷，先自谢罪，恳余治之。遂疏桂枝附子汤与服，尔时变症愈出，忙煎灌之，一剂而风痉自止，再剂而诸恙悉痊。嗟嗟！药只一方二剂，而成功旦夕者，原有自耳，此正分经用药之妙也。仲景云：太阳病发汗，遂漏不止，其人恶风，小便难，四肢微急，难以屈伸者，桂枝附子汤主之。盖此儿阳气素微，汗之有亡阳之变。夫汗为心之液，四肢为诸阳之本，小便为阳气之化，误发其汗，阳越于表，津弱于里，营卫将离，机关大乱，是皆太阳阳亡之象，亦诚危矣。欲返太阳之阳，必当循经引治，故以桂枝色赤属火入心之品，用附子以补心肾之阳；元府不密，赖白芍酸以敛之也；津弱筋急，处甘草以缓之也；营卫不谐，藉姜枣以和之也。一方之中，如此妙用，乃仲景之深心，正为太阳救逆之法。举世不察，徒事惊风之说，千中千死，执迷不悟，总由不究六经之义耳。

夹食伤寒

吴聚群令爱，发热头昏，目珠上视，四肢逆冷。然唇燥溺短，病情已露于外，而医者泥其发厥，更见其软弱困倦，欲以灯火姜附急施，适余至而切止之。因辨之曰：此夹食伤寒症也。虽四肢为诸阳之本，因食停胃中，加以新寒外入，以致胃气抑郁，不能四达，故发厥而昏沉，乃大实有羸状，即此类也。且既无吐泻之因，又非汗下之后，此先热后厥，明是热深厥深之病，安得认为阴症耶？以槟榔丸一剂，下出胶黏之物一团，而人事遂醒。但厥回复厥，更以四厥散升散表邪，推泄里热，复微热微汗，而诸逆悉解。似此人鬼关头，不过先攻后和两法，未费周张，二剂而生。此阴阳疑似之症，最宜详辨。

四逆散

柴胡　白芍　枳实　甘草各等分

槟榔丸　方见卷三肿胀门食停中焦。

表里不和三条

姜德华之子，二岁，潮热不退，胸紧气促。诸医用尽柴、前、陈、半、枳、桔、芩、连之属，毫无一效。遂尔手足抽掣，角弓反张，烦扰啼哭，夜间尤甚，灯火汤药，杂投无数，皆言已成惊风必死之症。德华来寓邀治，视其体肥面白，唇焦齿燥，舌胎灰白，黏涎满布，舌尖略有红刺，胸紧气促，七窍干灱①，小水短赤，大便通而不燥，潮热异常，四肢指尖微冷。细详此症，乃风、热、痰三字合为病也。览前医之药颇是，何故更加抽掣反张也？此中宜急讲矣。夫医只执迷清火化痰之方，而不知有下痰泻热之法。盖柴胡发散，而于驱风无益；陈、半、枳、桔虽称化痰，今施风热之症，岂非愈燥痰涎乎？芩、连只能清火，却无泻热磨刮之功。延缠日久，风无出路，痰愈胶黏而热愈甚。小儿筋骨柔脆，身中风热既久，津液必然受灼，机关愈阻，经络如焚，安得不为抽掣反张耶？考古惟防风通圣散正为分清表里，兼能驱风泻热，使风仍从外解，热从下出，其痰不治自除，其风不截自止。定见如是，直许可治，姑与通圣散，开水调灌，大解一次，其哭稍定，反张略止。随进通圣散方，除麻黄、白术，加蒌仁、槟榔，二剂，遂下胶痰数块如鸡子大，黏结腥臭异常，乃身中津液痰涎愈蒸愈结之物也。病随药愈，众称神治。此症小儿颇多，皆由在表失表，在里失里，延缠多日，遂成此候。医者病家多执牛黄、苏合、抱龙等丸，外

① 灱（xiāo 消）：干枯。

用灯火乱烧，概不知此取用。余治斯疾，颇有所悟，今录之，可为小儿另开生门之法，后之幼科得览是编，未必非临症之一助云。

防风通圣散　方见卷二痿证门表里风热。

郭大兴之子，因食桃李甚多，腹痛口渴，四肢厥逆，泄泻半日，饮水即吐，以后大便不通，人事虽困，然吐声甚洪，痛声甚厉，舌虽不燥，而唇极焦。一医不明先泄后闭之义，更不细审内伏之情，且不知沉涩之脉，妄谓无脉，迫以附子理中急投。余见而止之，与左金合四逆散，加元明粉五钱，下秽物甚多而痊。盖桃李生硬难化之物，最能助肝犯土，阻格中焦，以致胃气抑遏，故腹痛而厥，乃阳不能舒布之象。起先腹痛下利，不过热结傍流之泄，究竟燥结未下，故虽利而痛不减。后因水入即吐，肠中槁而无下利矣。古云：食不得入，是有火也[1]。且因吐泻甚频，舌虽不燥而唇已焦，势虽笃而声甚厉，种种明证，如宝炬[2]当空，幽怪悉显。奈何其医匆匆不察，遂有毫厘千里之差。古谓医者意也，如操舟之工，如对敌之将，其可不尽心乎？

左金丸　方见卷二痿证门阳缩不伸。

四逆散　方见前本门夹食伤寒。

吴启明之子，甫及周岁，发热呕吐，泄泻迸迫，烦躁

---

① 食不……火也：语见王冰注《素问·至真要大论》。

② 宝炬：蜡烛的美称。

不能少睡，大渴饮水不休。医者误为脾胃不足之呕，虚阳发外之热，津液下陷之渴，与七味白术散一服，遂至两目上吊，角弓反张，肢体痉强，牙紧气促，唇口齿舌干燥而不可解。余知此症乃疫邪传胃，未经清解，以致协热下利。直以葛根黄芩黄连汤，一服病气大退。再以小柴胡汤去半夏，加花粉，二剂而安。盖哑科之病，人皆详其外而略其内，所以头疼身痛，胸中膨满，小便涩痛，大便热泄，人所不知，而医者又不详为谛审，徒执白术散为渴泻圣药一语，致令疫邪愈炽，熇热[1]偏强。小儿筋骨柔脆，极为难耐，欲其不筋脉牵引变为痉症，其可得乎？余因解肌清热，将表里两症，外内合邪，一同并解。记此一案，不仅协热下利之绳墨，尤为幼科疫疾之鼓钟矣此症着眼处全在泄泻迸迫、唇口齿舌干燥而不可解上，谛审。

葛根黄芩黄连汤仲景

葛根　黄芩　黄连　甘草或加姜、枣

小柴胡汤仲景

人参　柴胡　黄芩　半夏　甘草　姜　枣

风湿相搏

吴德华之子，十岁，藜藿[2]之儿，血燥之体，忽然发热恶寒，小水短赤，腹中甚痛。医者误认食积，专行消

① 熇（kào 靠）热：灼热。

② 藜藿：粗劣的饭菜，喻家境贫寒。

导，次日足不能移，并无红肿，抚之甚痛，痛声惊人，甚至口㖞反张。医者又称惊风，连进镇惊、抱龙等丸，病日渐重。余曰：素禀血燥，其筋易急，先必涉水湿入内，继必伤风，寒湿相搏，客于经络，名为痛风，非病痉也，当与导湿疏风清燥之药。如法治之，果愈。此亦治病相体之一验也。

附方

苍术　黄柏　桂枝　白芍　灵仙　防风　荆芥　山栀　防己　寒水石　甘草　生姜　大枣

热疟似惊三条

黄应保之子，四岁，潮热不退。医以消导发散，渐变昏睡露睛，默默不食。医者不知有热甚神昏之例，谬认为脾土虚败，误投参术之剂，愈加昏睡，目瞪上视。又以牛黄、抱龙等丸迭进，益趋于危。余揣其遍身熇热内炽，舌胎满布，此是温疟确据。因谓此症乃温疟之属，未得分清，故变痉耳。与达原饮一剂，是夜得汗，熇热渐减。次早仍热如前，又与达原加元明粉一剂，方得表里两和，汗利热退身安。举家咸议病愈不药，余曰：未可，明日疟至，必然又热，但少轻耳。转方以清脾饮，药方煎时果然又热，傍晚汗解，次日更加乌梅而退。原此症余治经多人，成效可纪。盖小儿稚阳之质，三阳之邪发热、头痛、畏寒、胸满、口苦之症，概不能言，医者不加详审，误治而致死者不知几许。考古法惟夏禹铸[①]有热疟似惊风之说，诚足补前人之未发也。后黄培苏先生乃郎悉同此症，医以发散消导，养阴理脾，误治变痉。余视其神昏热炽，舌胎堆积如粉，且有齘齿咬牙，明是温疟确据。阳明胃热已极，奈其家信任前医，执迷不悟，犹以养阴理脾之药，疟邪愈闭，出路无由，为可惜也。

达原饮

槟榔　花粉　草果　白芍　黄芩　知母　甘草

清脾散

青皮　陈皮　厚朴　柴胡　黄芩　茯苓　白术　甘草　草果　生姜

一方加槟榔。大渴，加麦冬、知母。

吴月山乃孙，体肥痰盛，暑月发热呕吐，昏迷不醒，目往上视，角弓反张，一二时久汗出略醒，醒后微热不息，人事昏沉，每日皆然。前医所用之药，一概镇惊祛风，化痰行气，数手雷同，其病愈重。余视其面色黄滞，舌胎浮黄，虽呕吐发热，反张上视，然而发作有时，知病在脾胃，以脾主信故也。仿夏禹铸热疟似惊之例，连进清脾饮而安。须知痉症、痫症断非发作有时耳。

脾虚痫搐

傅芬圃之子，忽尔眼翻抽搐，喉内痰鸣，胸紧气促，

① 夏禹铸：即夏鼎，清代安徽贵池人，著有《幼科铁镜》。

发热汗出。盖不知为虚风之病，乃归咎于神煞所害，医巫杂治，合室惶惑。余至其厅，锣鼓喧扬，男妇杂集，声满房中，急为视之，面色黄白浮浮，两眼白珠纯青。一老妇擎杯灌药。余将药嗅，乃麝片之香，因掷其杯，大声曰：此等治法，真属可笑，先令将锣鼓停止。盖病全是虚怯，正当安神为上，锣鼓声动，惊则气散，其药虽云截风，内有麝片，皆能散气耗神。且天气暑热，加以人气满房，熏蒸逼炽，仓迫之际，纵有明者主张，医者高见，亦当怵惕塞机，将何恃以望生耶？品翁敬服，辞巫散人。诊其额热气冷，胸紧痰鸣，便泄尿短，黑珠上吊，角弓反张，此乃脾虚痫搐之证，诚由胃气久弱，不能运化乳食，痰涎凝滞于胸，阻塞灵窍为病。盖阳明胃者，主束骨而利机关，饮食入胃，游溢散精，上归转输宣布洒陈之义，全赖胃气运行之力。今胃气既困，机关不利，运行失常，所以反张直折。治之之法，全以助胃扶脾为主，但使胃气旺，便能复其稼穑之常，运行之旧，其风岂非不截而自止乎？先与理中丸调灌，随以星附六君子汤加天麻、钩藤，数剂而安。

厥阴腹痛

王志耕乃郎，半岁，夜半腹痛，啼哭不已，以热手重按其腹，似觉哭声稍可，久之仍否。延诸幼科，无非行气消食，误治两日，目珠上瞪，四肢微搐。余视其面色赤中带青，目中白珠颇蓝，手足指尖略厥，小水直无，指纹透甲。危急之顷，静神默悟，详推此症，原是寒邪入里，与方脉寒症无异。意拟姜、桂通阳，然细察面色唇舌二便，又非无阳可比，倘辛热误用，而稚阳之质势必血燥津涸，愈增筋掣瘛疭。因思肝藏血，寒伤营，非养血通脉，寒何由解，痛何以除？先以灯火淬腹，疏通凝寒，以仲景厥阴篇当归四逆汤，一剂霍然。

肺窍壅塞

陈调元之子，五岁，忽然昏倒，目瞪鼻扇，咽喉气壅，两手握拳。举家大哭，时已傍晚，同辈环视，莫敢用药。余用通关散吹入鼻中，连搐二管，始得一嚏，又搐一管，连得二嚏。复用红棉散，葱汤调服一钱，令其裹取微汗，立时即瘥。此幼稚肺气娇薄，腠理不固，感阴物恶毒之气，阻塞肺窍，清道壅而不宣者，取其嚏，发其汗，则塞者开而壅者通矣。

红棉散

白矾二钱　胭脂一钱，烧灰存性

通关散

细辛　皂角等分

霍乱门消渴哮喘目盲啼哭附

风热内蕴七条

许静常乃郎，素禀阳脏，形骸骨立，暑月焦哭不安，渐至烦渴，因而吐泻。医不察其吐泻由烦渴而来，并不察其烦渴为阳脏所生，误以藿、砂燥胃，参、术补脾，乃至手足搐搦，角弓反张。余视其头毛作穗，独左脑侧隐隐觉高，知为火毒内攻、热盛生风之候，所喜危迫之际其肿色隐隐尚红，许以可治。时有同道在傍，私议余之张大其词也。疏方以石斛为君，合麦冬、知母、桑叶、枇杷叶、丹皮、薄荷、荆芥之药，服下而风痉大缓，吐泻顿止。随加生黄芪、金银花，再剂，其左脑侧果然高肿耸突，神识清爽，乳食寤寐如常。尚有微热微渴，更以清胃疏风、排脓托毒之药，服至十余日外，脓出而安。五弟启明问曰：烦渴吐泻之病，本属夏月霍乱之症，详考幼科诸书，并无此等治法，其中原委，请明示之。答曰：此症盖察其阳脏为患，而阳脏多火，与焦哭之症相合，渐至烦渴吐泻，较之阴脏猝然吐泻者大不侔[1]也，经云暴病非阳，久病非阴[2]是已。且小儿风火内伏之症，吾尝悟出治法，成效可纪，盖仿仲景热邪下陷、嘉言逆流挽舟之法而变通也。须知一病当前，纵然变态千般，必有所以致病之情，既得其情，病斯起矣。试观小儿夏月之病虽多，然有疮疖者少病，无疮疖者多病，况疮疖出则吉，不出则凶乎？夫书不尽言，言不尽意，惟在后人神而明之。

许先廷之孙，暑月吐泻发热，肢冷躁扰口渴。诸医以藿、砂、陈、半、乌梅、扁豆之属，不知辛温之药已为扬

---

① 侔（móu 谋）：等同。

② 暴病……非阴：语见《寓意草·论刘筠枝长郎失血之症》。

汤止沸，再加乌梅、扁豆，固涩郁火，迨至反张直视，已无生机。余细视面色，既非虚寒，亦非实热，无从逆挽，只得辞治，其家坚留。察其满头疖毒概已靥陷，惟左脑后大疖尚隐隐若红，且脑侧及项漫肿颇阔主脑在此。余谓此子生机，或在于此。盖风热内蕴，未得外达，势必内陷，扰乱肠胃，以致吐泻交作而为霍乱之症也。医者不知风为阳邪、寒为阴邪之理，概以风寒称之，更不究辛凉辛温之别，风火之病，误以辛温治寒之药，邪火内迫，筋膜干急则反张抽掣。近世不察者多，更治以抱龙、牛黄等丸，势不竭绝不止。疏方与连翘、干葛、防风、薄荷、知母、丹皮、木通、山栀、甘草、灯心、灶土与服，乃孙不知药苦口渴之故，立时服毕，顷刻安睡，吐泻渐稀，风痉亦息。次早复视，两疖悉皆高耸，仍与前药二剂，小水甚长，吐泻顿止。其家见头项愈肿为虑，余曰：两疖必俟透脓，其肿方消。前方除栀子，加参、芪、贝母，二服，果得大脓，头项肿处皆消。后以清养胃阴之药，洋参、石斛、苓、薏、桑叶、麦冬、甘、枣之属而痊。

附：家满春之孙，亦是吐泻交作，发热肢冷。医以藿、半辛温之药，致发刚痉。察其舌刺唇裂，皮肤隐隐带红。余谓此症风火伏于血分，名为流丹不达，内攻脏腑，告变最急。亦同前意加丹皮、荆芥，果得遍身红赤，更与疏风凉血而安。

许秀翁之子，半岁，时届大暑，发热呕吐，泄泻色青，口渴饮水。温凉补泻杂投，渐次沉困。视之舌时外舐，胎现黄滑，唇红带绉，喘急气促，且通面火光炎炎，时忽惊怖，显属热症，理宜前医清剂可效，为何不应？更视其泻色纯青，知有风邪夹杂其中，其实热蕴于表，风陷于里，所以挥霍撩乱而为上吐下泻，理宜从感冒而治，法当使风邪达之于表而出，令热邪归之于里而下，则表里清而上下和，不治吐而吐自止，不治泄而泄自止，表邪清则热可退，里邪清则渴可除。遂疏防风、干葛、连翘、赤芍、苏叶、白芷、半夏、黄连、甘草、灯心、灶土，一剂下咽，遍身发出红块如丹瘾，甚痒，此名疙瘩风，乃风热久客内蕴成毒之验也。再服二剂，诸症悉痊。然此症若不如此体认，为之解肌清热，其丹决不能出，必致闭毒而死，虽死不明其故。记此一案，后之学者，其知所取用焉。

许永茂之子，三岁，六月吐泻，口渴烦燥。医以藿香正气之属，烦热愈炽，吐泻愈急可知不受辛温之药。余视其面色皮肤俱苍黑，二便苗窍俱有热象，而脑后数疖色晦不红，已有陷状，遍身虽热，而指尖略有厥意此是热深厥深，唇干齿燥，扬手掷足热邪确据。其家以为惊风，欲与抱龙、牛黄等丸，强为止之。余知为风火扰胃，疖毒因吐泻内陷，急以辛凉疏风解表清热之药，嘱其必有红丹外出，便是佳兆。服后躁扰不安，复延余至，仍将原方加入生芪、石斛，重用防风、连翘，再剂，脑后疖毒悉皆高突出脓，俾得安睡。再与甘露饮二剂，吐泻顿止，热退而安。须知风火内蕴，扰乱胃中，故见吐泻交作。必使风火外达，庶几中土安谧，胃气一清，吐泻自息。此症颇多，古罕发明，宜留意焉。

附：庄生之子，周岁，暑月烦渴吐泻。医以柴、葛、藿、半之药，症变四肢厥逆，角弓反张。余视其满头疖痱，已将靥陷，且颈项胸膈攒发天疱，大如龙眼，小如豆粒，俱皆平陷，知为毒气内攻，辞不可治。病家再四挽留，左耳一疖尚属鲜红，余拟生机仅在于此，疏以参、芪、荆、防、翘、芷、木通、甘草、灯心、灶土之剂，药下四肢渐温，耳疖出脓，烦渴吐泻减半。是晚复视，令前方重参、芪再进，次早又视，烦渴吐泻顿止，天疱略起，生气勃然，许以无忧，盖风火透于外，肠胃得安也。然肝木尚旺，经络不舒，故四肢搐掣未息，复将前方除荆芥、白芷，加钩藤、羚角、米仁、绿豆壳疏风清热，嘱其再服。其家见霍乱已愈，风痰未息，意谓仅当祛风，自取牛黄、抱龙蜡丸与服，天疱一时自破原此二丸俱有麝片，角弓复震。促余再视，昏沉不醒，小蝇丛集，拂之不去，事不可为。嗟嗟！余焦思劳神，功亏一篑，惜哉！

杨鸿超乃郎，阳脏多火，烦渴吐泻，病因乳母冒暑赴席。医以夹食伤寒治之，乃至大热躁扰而成危候。盖暑邪内攻之恙，反以辛散温胃之药，而火愈炽耳。视其头面疖痬已变平黑，气急神昏，龂齿咬牙，舌胎黄刺，口渴不止，所泄迸迫如箭，余知为阳热拂郁于胃。与甘露饮，日夜频进二剂，诸病大减。再加黄芪、银花，遂疖疡奋起，仍转红润而安。然疖疡变色，有阴邪内盛之黑，气血内衰之黑，其颜色苗窍与此不同。

甘露饮

生熟地黄　茵陈　黄芩　枳壳　麦冬　枇杷叶　石斛　甘草　天冬

木邪克土六条

黄杏帘孝廉侄女，烦渴吐泻，昏睡露睛。医以丁蔻理中治之，反变手足厥冷，时静时扰，神形惊怖风木侮土之据，面色皖白，唇红带绉，满舌白胎，中心黄燥。此脾虚有火，表邪内陷，阳气抑遏，不能敷布于四末，风木肆侮于脾家。与四君子加柴、葛、知、芩，服下遍身瘙痒风邪外达之征，再剂而安。

傅兼金乃孙，夏月吐泻，视其神慢眼大，白珠带青，发热口干，所泄澄澈青色。知其脾虚胃弱，进香砂六君，连服数剂，其症不减。复视之，更用柴芍六君加防风，三剂而愈。此风泄之证，乃土虚肝风侮脾，所以其色青绿，非补土制木兼用，宜乎不应。可见用意用药，毫厘之不可忽也。

李贯英乃郎，四岁，于季夏月初则泄泻，不以为意，致加呕吐口渴，时言腹痛泄泻，甚至满床皆污，泻后又言腹痛，自始至此并无寒热。有云是霍乱者，有云是食积者，究未能审其病情，愈治愈笃。迨余至，云：时下霍乱虽有呕吐泄泻，必有寒热之表见，今儿始终无之，固非霍乱也；若云食积，固有腹痛泄泻，然泻后腹痛必减，今泻后而痛不减者，知非食积也。此儿脾气久虚，肝木得以乘之，责之土败木贼，是以吐泻不止，使非补土制木，何以匡一时之急乎？泻久胃中必虚，虫无所养，诸多蛔虫必贯膈间，吸其津液，为之拒食，所以呕吐口渴亦有之。今仿刘氏①所制痛泻要方，加以制虫之味，岂非病药相当乎？以白术补脾燥湿为君，白芍泻肝缓痛为臣，陈皮利气为佐，防风引经为使，加以乌梅之酸，川椒之辣，既有安虫止吐之妙，又有生津醒脾之功，方成药就，数剂而安。

周祉华乃孙，向有疝疾，今秋痢后泄泻，已获小愈，而食物未节，忽又溏泄，身热呕渴，烦扰躁急，乳食不进。察其神色，均属脾胃大虚。十指稍冷，右手尤甚，外肾右睾丸胀大红赤，诸医咸称当以疝气为治，药宜辛散。余曰：此症脾胃大虚，土受木克，治当大培土气，兼制肝木，否则厥阴阳明合病，最防吐蛔而生变。以苓、术、姜、桂、连、柏、乌梅酸苦辛热之剂，药方煎时，竟果吐虫，急以药进，始获略睡。再与前药加入川椒一味，是晚安卧，热渴呕泄顿止，睾丸胀大遂消。愈后其医谓余畏

① 刘氏：指刘溥，字原博，别号草窗，明代长洲（今苏州）人，有《草窗集》。《景岳全书》卷五十四引“草窗白术芍药散”为“治痛泻要方”，即今“痛泻要方”。

姜、桂之热，故以连、柏监之，岂知厥阴之症每多寒热错杂之例，用药安得不如是乎？

杨协胜之女，寒热咳嗽，腹痛泄泻。医者未知痛一阵泻一阵属火之例，木强反克之理，妄用消耗之剂，渐至面浮气促，食减羸瘦。又误用芪、术之药，潮热愈重，痛泄愈多，延绵两月。众谓童痨难治，乞余诊之。先与戊己丸作汤，二剂痛泄顿止，继以泻白散合生脉汤，二剂潮嗽皆安。

戊己丸

黄连　吴萸　白芍各等分

生脉散　方见卷二虚寒门误表戴阳。

泻白散　方见卷一伤寒门温热传变。

邓维明之子，暑月呕吐泄泻。视其面色青白，粪色清澄，乃木强土弱，肝气乘脾。用益黄散一服，兼进六君子加白芍，二剂而痊。

益黄散飞霞　治食积盗汗。

陈皮五钱　青皮四钱　诃子肉四钱　甘草四钱　丁香二钱

暑邪入里

周庆华乃孙，因乳母冒暑哺乳，暑邪入胃，一时吐泻交作。医以夹食伤寒治之，投以正气散辛温发散，以致大热躁渴。更医，见热势升腾，又以白虎汤治之，大寒重坠，以致热邪入里而成四肢厥逆。又复更医，匆匆一视，见其肢厥，即与附子理中服之，殆至奄奄将息，冷过肢肘，不食不呕，不哭不便。复延群医环视，咸称不治。弃之一日，未见其死，始延余治。视其四肢虽厥，而肌肤尚隐隐微红，唇齿干燥，满头犹热，且眼眵干灱，溺出极臭，知为暑邪入里，与传经热症相同，所谓热深厥深、热微厥微之症也。意拟解肌清热，使邪气分消，但四肢厥逆已久，胃阳抑遏已极，不能敷达于四末，先当和解表里，宣通胃阳，然后解肌清热，方为合法。即煎四逆散，以柴胡发少阳生气，枳实疏阳明抑遏，芍药敛阴和血，甘草和中补土，更煎米饮和服，取其助胃生津，服之片时，果然四肢温和，神气清爽，大便亦通，立时吮乳食粥。复与防风、干葛、连翘、赤芍、灯心、灶土之属，果然遍身红赤，瘙痒之甚，再剂而安。门人问曰：此症暑邪入胃，吐泻交作之时，不识何药可治？答曰：暑令吐泻，必先辨脏腑阴阳，次审阳暑阴暑，以及风寒、食滞之有无，苗窍便溺之症据，烦渴之真假，病因之传变，所谓必先议病而后议药也。但此症初起既知阳暑，若与四味香薷饮服之，岂不冰解乎？而四肢厥逆一症，原有阴厥阳厥，自古分晰甚明，奈时医一见肢热，辄投寒剂，若遇肢冷，靡不温燥，遗害不可胜纪，皆由不究阴阳真假之疑似耳。考薛立斋治小儿吐泻之症，亦以手足并热为阳，手足并冷为阴，教人如此认症，未免千虑一失，蒙害至今未已。可见立言之难，非敢驾过前人也。

春伤于风

傅彩凤之子，三岁，自春至夏，肌肤熇热，形体瘦极，惨惨不乐，大便泄泻，每多鲜红。诸医用凉血之剂，泄泻愈频。又与四君子汤，潮热愈大，口愈渴。余视其惨惨不乐，似属阳气不舒，且潮热无汗，面虽白而带青，舌虽淡而颇红，再视所泄之粪逾时变青，此必风邪郁于土中，正春伤于风、夏生飧泄之症。因风邪内扰，则营卫不固而血液迸流，致阳气愈陷矣。仿经旨下者举之之义，与升阳益胃汤，数服而安。

升阳益胃汤东垣　方见卷三肿胀门阳气不升。

冷热互伤

黄锦阶先生乃孙，饮食未节，又误啜冷水，因而吐泻交作，发热口渴。前医已进藿香正气散，服后躁扰不安，扬手掷足，号哭不已，稍静则气急目闭，转瞬间仍呕渴交作，躁扰之极。深夜邀视，细看苗窍颜色，尚非虚象，然而情形张惶，躁扰可畏。窃思此症，内伤饮食之寒热，外感不正之邪气，阻遏中焦，寒热交迸，上下奔迫，腹中绞痛不安，故尔躁扰号叫，方书称为湿霍乱，俗名绞肠痧是也。以寒热邪气交迫，药当寒热解散互用，于是取胡椒二十粒，绿豆四十粒，一寒一热，捣碎煎水一瓯，用以和其阴阳，另以棉纱一扎，取其一转一旋，足解其绞结，煎水一瓯，二汤和匀，原口渴不知所辣，下咽亦受，啜尽乃安。次早复视，面色淡白，舌胎浮黄，尚有微热微泄，知脾胃虽伤而虚中挟火，当用清补无疑，与六君加石斛、桑叶而愈。

按：此症急时不得其药，而竟捡俗方用者，所谓礼失而求诸野①也。

三焦郁火

胡永隆之子三岁，其弟久隆之子四岁，时当季夏，患烦渴吐泻之症，俱付幼科医治，病势转剧。惟永隆求治于余，视其汗出烦躁，饮水即吐，泄泻迸迫，小水短赤，舌干芒刺，中心黄胎甚厚，时时将舌吐出因干刺故也。细为思之，与仲景所谓太阳中风，发热六七日，不解而烦，有表里症，渴欲饮水，水入即吐，名曰水逆，治与五苓散者相符。但此症烦热蓄盛，三焦有火，宜加苦寒之味引之屈曲下行。妙在剂中之桂为膀胱积热化气之上品，又合热因寒用之旨，庶几小便通而水道分清矣。以猪苓、茯苓、泽泻、白术、肉桂、黄连、栀仁，二剂而愈。

附脾胃困惫

久隆见余治效之速，始投余治。抱出一视，大为惊骇，面现五色，惟目中神彩尚存，生机只在于此。谓曰：此症全因克伐过伤脾胃，中土困惫。其唇红口圈青黑者，即脾胃败也；鼻准黄而两颧独白者，肺气败也。败症从

① 礼失而求诸野：语见《汉书·艺文志》。野，指民间。

生，本属不治，幸得五色之中尚有润泽，真脏尚未枯槁。兼之目中精光瞭然，虽有呕吐，犹时可纳粥，即有泄泻，尚未至于鸡口牛后①。通盘揆之，犹在方败未绝之界，所以许为可治，但非参术叠进，固不能起。久隆问曰：昨舍侄之病苦于烦渴吐泻，小水不通，而先生乃用栀子、黄连凉之。今小儿之症历历皆然，而先生乃称重用参、术者，何相反若是？曰：令侄之病，全因胃中伏火，势如燔燎焰扰，诸经为之挥霍撩乱，故用苦寒之药直清其肠胃之火，使由小便而出而诸经自安，是以烦渴吐泻立止。今令郎之症，相隔天渊，先天之体质不足，后天之脾胃更虚，乃因饥饱乳食致伤，复因药饵攻伐，是虚上加虚矣。脾胃一虚，便失其传运之职，关门失禁，所入水谷迸走肛门而出，遂使津液下陷，不能上升，所以口干烦渴。脾失传运，肺亦言伤，失其治节下输之道而小水无矣，此与虚阳发外之症同类并称。值此之际，亟宜大固中州，兼以保肺生津，庶中土安而诸经健运有常，此必然之理也。倘误认为火，妄用苦寒，定然神机寂灭，成慢脾厥逆不治之症。渠竟不信，遂曰：姑看晚间何如，明早再请先生可也。余曰：医有好生之心，吾不忍其觳觫②，疏与四君子加附子合生脉散一方，并嘱勿复疑迟。及余回寓，旋延二医，或曰寒，或曰火，商进一派辛散寒凉之药，至以参术为不可

① 鸡口牛后：典出《战国策·韩策》。此谓食少泻多。

② 觳觫（húsù 斛素）：因恐惧而发抖。典出《孟子·梁惠王上》。

服，同声而和之。迨鸡鸣阴阳交界之时果变厥逆，至黎明木旺之时中土告尽木克土也，忽变角弓反张而殒。姑笔之以为择医者戒。

脾胃阴虚二条

王启元之子，夏月烦渴吐泻，唇红舌赤，尿短烦燥。启元自知医理，疏就香薷、扁豆、车前、滑石、黄连一方，未服，商治于余。视其面白神慢，气急多痰，脉息微细。显系脾虚，非暑热之燥。谓曰：分利止泄，解暑除烦，固医门之法则也，然必因人而授，因证而施。今苗窍脉色，脾胃大虚，与此法全不相涉。斯疾唇红舌赤者，津液由吐而上亏也；尿短烦渴者，津液由泄而下亏也。与七味白术散二剂，烦渴略减。再进六神散加枸杞，十余剂而安。凡泄泻脾阴亏者当仿此。若脾阳亏者，六神加干姜为至稳之法，用者详之。

七味白术散

人参　白术　云苓　木香　藿香　葛根　甘草

六神散

人参　白术　茯苓　山药　扁豆　甘草

吴某，三岁，时值夏月，患烦渴吐泻。医以消食利水之剂，愈治愈剧。急延余治，视其面色青白，两目神陷，初泄迸迫如箭，白沫甚多，四肢虚软，时忽惊叫。似此寒热虚实错见，必须错杂之药。仿古香连丸清火以逐垢，加熟地补肾生水，用白术健脾燥湿，以早米扶胃生金，有金水相生之妙，脾胃交治之法，服之，渴止烦减，神清泄住，人事大清。随令再进，毋饮茶汤，次日病减大半。但时干呕不止，胃虚发哕何疑？微渴微泄，津液下陷未升之故耳，以前方加入参麦汤，正甘酸生津养胃之品，加竹茹、柿蒂止呕清火，二剂全愈，后以六神散调理胜旧。此症近今颇多，因笔记之。

胃气不和

李惟贵举子甚迟，今春末得子，颇肥，奈乳食缺乏，夏中天气燥热，乳母不慎口腹，致儿受病，患烦渴吐泻之症。付幼科医治，通用清暑利水、生津消食之剂，病转危笃，迨至慢惊之候，目瞪声直，四处干枯。是夜来寓请救，视其气息奄奄，面唇青白，问其泻下甚稀，只是乳食入口即吐，不能少停片刻，遍身如火，指尖略冷，小水短少，口渴不止，一切败症，殊难逆挽。然此症重处正在呕吐口渴为急，至于目瞪声直，都是津枯筋急之故。虽用生津之药，奈胃不能受，将如之何？窃舍安胃一法，决无生理。仿仲景所谓汗下后噫气不除，食不能下者，用旋覆花代赭石汤之例，方中有赭石之重坠，乃安胃之最妙者，有旋覆花旋转于上，诚为胃虚客气上逆之症而设，合之生津解烦，允为定法。疏方与服，其吐泻烦渴略止，二剂不复吐矣，仍与安胃理脾之剂调理而痊。后临症此病颇多，悉以此法加减治之，皆获全安。孰谓幼科治法为易易耶？

初方

人参　白术　葛根　茯苓　麦冬　乌梅　半夏　赭石　覆花　早米

次服

人参　白术　山药　薏苡仁　乌梅　石斛　扁豆　粉葛　地骨皮　甘草　早米

阴阳两虚

熊惟谦，晚年举子，甫及半周，体肥面白，先患吐泻，医以二陈、藿香、扁豆之属，继加烦渴。更医，进七味白术散，入口即吐，人事大困。请余视之，时静时扰，静时气急目闭，动时角弓反张，遍身如火，四肢独厥，唇红舌光，干燥之极，囟沉睛白，头项青筋累累，此乃阴阳虚竭，本属不治。熊君素知医理，曰：虽有灵丹，奈胃不能受何？余曰：吾虑亦在此耳。因思此症外显假热，内本真寒，四肢发厥，元阳亦败，舌燥无津，元阴亦损。但救阴无速功，回阳宜急治，今格药不入，可见中寒已极，必得反佐向导之法，庶克有济[1]。遂将人参白通[2]加猪胆汁，徐徐与服，入口不吐，乳食亦受，四肢渐和。余即回寓，仍嘱是夜再进一剂。熊君虑其胆汁苦寒，遂减胆汁，仍然吐出。因加日间所剩胆汁数滴，下咽即受。次早邀视，身

---

① 庶克有济：或许能够治愈。庶，或许。济，救助。

② 白通：原倒，据文义乙正。

体温和，舌已生胎，尚有微泄未除，连服八味地黄汤加花椒而愈。

白通汤　八味汤　二方俱见卷二虚寒门首案。

杨甸成之子，夏月发热溏泄。医治两旬，气短神倦，其热夜重日轻，其泄日多夜少，毛发枯槁，囟沉枕陷，唇舌干燥。余曰：阴阳两虚也。杨曰：曾服石斛、麦冬，其泄愈多而食不进；服人参、白术之药，其烦愈重而口愈干。余曰：皆错也。病属阴阳两虚，药当刚柔并进。麦冬甘寒，非阳虚久泄所宜；白术苦燥，岂阴虚久渴可投？酌为一方，连进而愈。

附方

熟地　附子　枸杞　怀山　扁豆　山萸　石脂　甘草　龙眼

慢脾风四条

聂秀章之子，三岁，尚不能行，皆由体禀素弱。时值长夏，患烦渴吐泻之症，医者不究其脾胃之虚，执用外感之治，误投知、连、陈、半之属，延经十日，愈治愈危。商请于余，冒暑视之，神已大败，呼吸将绝，视其眼生翳膜，肌肤削极，吐泻交作脾胃败也，小水赤涩泄多亡阴也，口中时渴津液亏也，声微息促气不相接也，昏睡露睛脾败不能合也，四肢厥逆阳气竭绝也，手足微搐，喉内痰鸣枯延无统也，脑后腹上发热虚阳外越也。通计诸状，皆由脾肾两败，真慢脾风症，然喜尚能饮乳不辍，但不能久乳因其虚而乏力之故。众曰：此症患者皆死，何治之有？余亦蹙[1]额踌躇。然慢惊之证固由脾肾之虚，至古人所制金石脑麝之方，后贤已辟其谬。今极重之症，非取后贤所选理中、六君之药，大剂急投，鲜克有济。遂将古方十全、理中、六君、胃关之意，加入驱风之品，酌为一方，每剂十两之重，每日夜令进三剂，缓缓与服，如灌溉之法，欲其周身空虚之地无处不到，每药嘱其戚人聂方兄笃进[2]，毋令稍减，如此三日，败症稍回，神已渐醒。四日内白珠赤脉贯眼，口舌糜烂，白垢满布，状似积粉，如月内小儿鹅口之形，众嗟热药之误，急欲更医。聂方兄委曲周旋，邀余再视。众持改用凉药之见，余曰：服补剂而眼红口烂，不但世俗谓之燥，即医者亦多谓之燥矣。殊不知虚火上冲，阳气将回，游移不定，扰攘于外，尚未归宅，斯正岐伯先师所称阴病见阳者生[3]，正属可喜。此时若改用凉药，势必前功悉废。遂将开水拭去口中白垢，仍令原方加熟地三钱以和其阴，再进日夜三剂。次早视之，口中润滑，眼内俱清，遂减一剂，每日令服二剂，逐日渐愈。不一月，前后共计药三十斤，肌肉充盛，遂能趋步行走，众始钦服。然余尝叹小儿之死于慢惊者，多由于此。即如此证，设认定其虚，或知用其药而不能以重剂多剂救之，是为病重药轻，

---

① 蹙：原作“促”，据文义改。

② 笃进：监督其进服。

③ 阴病……者生：语见《注解伤寒论·辨脉法》。

延绵致死。即进此方后多有阳回而现阳证者，咸疑为热，稍无定见，每多意乱心迷，乃至大变其法，改用凉剂，无不立毙。余每于斯证临治之时，苦心体察，深恨世医所治小儿吐泻之证，无分寒热虚实，专守辛散清凉之药，实者侥幸得功，虚者脾肾两败，露睛厥逆，吐舌抽搐。遂曰惊风，复不分急慢虚实等情，更以凉散香疏，汤药丸散，灯火杂投，以致二便不禁，四肢冰冷，五脏竭绝而死，至死不明其故，良可悲也。近时人体禀气浇薄，夏月极多此症，堪为痛心，是以愈加精研，博览古训，参以拙见，似有寸长，久欲与同道勘破，恐管窥之见，有不尽然。近年阅历稍深，凡治慢惊，悉用此法，屡验不爽。敢望同志之士，共明夏月伏阴在内之理，当先顾脾胃为主，后察其六淫兼证，战战兢兢，毋伤其正，庶几得焉，因名其方曰大回生汤。

大回生汤　专治小儿夏月吐泻及杂病，误治成慢脾风症，一切脾肾虚寒，发痫惊风，实有起死回生之功。

人参　白术　黄芪　附子　枣仁　枸杞　干姜　茯苓　肉桂　丁香　白蔻　钩藤　全蝎　甘草

用水一碗，煎至不见水，提起，入夏布[1]巾内取汁，调赤石脂，缓缓服。后如吐不止，加赭石调服，姜、夏同煎；肝木旺者，羚角汁调服；痰盛者，加泡星[2]、天麻；

① 夏布：苎麻所织的布。
② 泡星：用生姜、白矾等浸过的天南星。

肾阴亏者，加熟地、枸杞，不炒；泄止厥未回者，加当归引药入于血分。服数剂后，或眼内翳膜不能退清，加冬瓜仁二三十粒，以润肝燥。小便利者，去茯苓。方内只有干姜之性取其大能补火生土，阴虚者未免有劫水之弊，用者量之。肺气虚及津不生者，加五味。

傅锦翁乃孙，端阳后时忽吐乳，未曾介意，二十日外其吐愈多。一幼科用藿香正气散一剂，开肠洞泄，大热发渴。延余视之，面色浮白，两目无神，虽吐次多而无秽气，泄泻频而澄彻清冷，唇虽燥而无绉纹，热虽重而指尖冷，口虽干而热汤不畏。诊得脉息沉微，最防[1]慢脾，遂疏理中、附子、丁香一方，服后诸症渐减。但有微渴微烦未除，更用七味白术散一方，嘱进数剂，勿图速效，俟其清阳升而渴可止，脾阳健而热自除。适余他往，只服二剂。更医，大罪吾药，用柴胡、知母、乌梅、花粉、藿香、半夏之属，连服数剂，人事默默，干呕身冷。医者病家咸以安静为功。偶于途间遇余述及，余曰：尔以默默为快耶？岂不闻人事不醒、神识昏迷为重乎？尔以呕吐无物为快耶？岂不闻呕吐有物为轻，哕无胃气为重乎？尔以身冷无热为快耶？岂不闻身温为和，肢冷厥逆为重乎？此虚风内养，脾慢之证，已显危候。言未毕，其家专人来报云：此儿手足牵动，睡则露睛，喉中痰鸣。复延余视之，

① 防：原作“妨”，据文义改。

昏迷不醒，掐之不哭，睡不交睫，翳膜遮睛，二便长流，四肢厥冷，时忽抽搐，喉如曳锯。内外一探，阳气竭绝，因其无阳，药可偏恃，但救危须在顷刻，药饵一时难回。令研胡椒五钱，津唾调敷于脐，立时身动，似觉微烦，口中闻有椒气，哭声渐出。随调扶阳丹一两，徐徐灌下，大呕一声，胶痰旋出，随吐随灌，随灌随吐，约吐胶痰半碗，其色青碧，系由无阳津液冷凝所致。随进大回生汤一剂，计十两之重，每日夜三剂，连服二三日，败证皆回。尤有奇者，不过一周之儿，服乳后自能以手探吐，余甚讶之。但胃中全赖乳食充养，因束缚其手，仍以回生汤加赭石以安其胃，前后共服回生汤五十剂，厥病方瘳。愈后专理脾阳，两旬而健。

自制扶阳丹：专治小儿夏月吐泻，致成慢惊，脾肾阳衰之证，兼治男妇中寒，呕吐腹痛，一切火衰等证，并皆神验。

白术　附子　干姜　砂仁　丁香　肉桂　甘草　胡椒　川椒　洋茄

米糊为丸。

附：陈蕃宗之子，烦渴吐泻，医治两日。延余诊治，视其眼沉囟陷，面色青黄，唇深红如艳朱，舌深红而干刺，脉得急数无伦，睡时烦扰，此胃败津伤，五脏精华尽发于外，中无所蓄，乃阴阳两竭之候，诚为死证。救阴碍阳，救阳碍阴，两不能受，直辞无治。随延别医，是夜果卒。然此症倘遇相信之士，竭力挽救，以尽人工，当用理中、附子、猪胆汁，从阳引阴，从阴引阳，及胃关、理阴二煎，阴阳两救之法，或可回生于万一也。

许受基乃郎，时值六月，病烦渴吐泻之症。尝清凉补泻之药，渐至四肢冰冷，额腹发热，手如数物，足忽抽掣，眼皮连劄①，目珠瞤动，吐泄交作，所下白冻甚多，小便赤涩，时欲饮水。一时数医咸至，有疏竹叶石膏汤者，有疏黄连解毒汤者，有疏洁古芍药汤者，有谓惊风不可治者，议论纷纷，毫无定见。余揣势在竭绝，本不可治，但细视其两目尚黑白分明，生机犹在。因再三辟其差谬，遂疏理中加附子、枸杞与之，即令搆②药面煎，灌完回寓。次早复视，病势如前，因加黄芪大剂，面令煎服，自早至晚，灌药不辍，按治一日，诸风皆熄，四肢温和，小水已长，吐泻已止。次日烦躁之极，发出唇肿、口疮、舌赤等症，众议药燥之误，急欲清凉。余曰未可，更用八味地黄汤导其阴火而愈。数日后复发遍身红肿，其家复议附子之毒，急于清解。余曰未可，更进理中加丹皮、桑叶，收其浮火而痊。许兄问曰：先生之见，与众不同，其理安在？请略言之。答曰：夫药之寒热全在虚实之分，症之疑似关乎真假之异。若非于此道洞彻始终，值此垂危之

① 劄（zhá 闸）：眨眼。

② 搆：同“购”。唐代李白《金银泥画西方净土变相赞》：“誓舍珍物，搆求名工。”

际，焉能枯木回春乎？

八味地黄汤方见卷二虚寒门首案。

消渴二条附

林寿之子，三岁，脾胃素亏。今夏发热口渴，医者不知其脾虚发热，误用外感之药，其热愈盛，其渴愈加，小便甚多，大便甚艰。更医，又不究其津液前阴已泄，致后阴津枯便艰之理，误投破气润肠之药，陡泄数次，肌肉消瘦，面唇俱白，舌光如镜，饮水无度，小便不禁，饮一溲二，喜食酸咸之物。亟求余视，谓曰：此消渴之候，遍身肌肉血脉津液皆从二便消泄，而上愈渴，若不治其消，何以止其渴？且败证种种，阴阳两损，前贤已无治法，愚何敢任？所喜两目精彩尚存，声音犹响，生机或在于此，但未审能舍此三分之命，服吾十分之药否？曰：无不信从。遂酌裁一方，阴阳两补之意，加以涩精秘气之药，连服三十剂而愈。以后连遇数症，消渴泄泻，诸医执用滋火之方，一经余治，悉用此法加减出入，皆获全愈以龙眼莲子汤代茶。

附方

熟地　人参　白术　干姜　枸杞　黄芪　菟丝　牡蛎　五味　肉桂　鹿茸　甘草　附子　桑螵蛸

萧占春乃郎，自恃体质坚强，日食桃李，因患疖毒，头项及身大如卵者十数枚，及疖毒大溃，脓血交迸，理宜身凉安静，反加身热躁扰。医者不以清金润燥，日与柴、葛、知、芩，胃气益削，口渴饮水，小溲无度。用尽滋水制火之法，消渴愈炽，形羸骨立，始延余治。余曰：痈疽溃后，气血耗泄，非补气养血，渴不能止。处黄芪六钱，甘草一钱，银花三钱，盖黄芪补气，忍冬养血，气血充溢，渴何由作？服之半月，果获全愈。

哮喘附

黄含宇乃郎，忽然喘嗽气促，医用解表之药，其气愈紧，又加汗大，鼻扇胸高。其家惊怖，迫前医复视，误认气脱，忙以人参、五味之属，下咽胸高喘迫，不能出声，目瞪上视，汗大如雨，痰声如雷。促余治之，知为胸膈积热，心火凌肺，肺胀喘急，变幻最速，幼科称为马脾风者即此是也。以《集成》牛黄夺命散[1]，加苏子以疏肺，又入莱菔子以反参，急煎与服，危状皆平，更与清肺药而愈。窃此症目不常睹，医者学而不思，不亦罔乎？

牛黄夺命散

黑牵牛半生半炒，取头末，五钱　锦庄黄[2]酒润晒干　陈枳壳麦麸炒，各一两

目盲附

聂恒兆乃郎，四岁，忽眼生翳膜，延目科医治，说寒

① 集成牛黄夺命散：方见清代陈复正《幼幼集成》卷三，治胸膈有痰，肺胀大喘。

② 锦庄黄：大黄的别名。

说热，内服外点，其翳愈厚，遮满黑珠，直不见物。其家意为目已瞎定，安心不治，奈焦烦啼哭，昼夜不安，始延余治，不过欲少止其焦哭耳。细为审之，病虽久而声犹大，形虽瘦而腹甚高，知为热积生虫之候。所幸白珠尚有红赤血丝，因慰之曰：不仅病可愈，且目可明。遂以胡连、黄连、胆草、栀仁、雷丸、鹤虱、臭萸[1]、鸡内金、君子、石决、厚朴，一派清火杀虫之药，研为细末，每日用鸡肝一具，如无以猪肝两许代之，入药末三钱，蒸熟与服。所喜伊子不以药饵为苦，且日争服之，服至三日，下虫十余条，目翳渐消，遂大安。阅半月，虫下数十条，果然眼内俱清。后以扶脾和胃之剂，加清肝之品，饮食渐进，形肥于旧也。

啼哭二条附

聂秀章举子[2]，甫及旬日，苦于啼哭不乳，或时惊怖，或时搐搦，或胸紧气急，或目瞪头摇。众云惊风之候，已服金石脑麝之药。余视之，曰：误也。夫脐风一症，月内之儿固有之，但虽啼哭不乳，必兼撮口噤口之类。今儿之病，苦于啼哭不止为急，至于他证，不过时有之，所为更缓耳。尝考方书所谓口中之啼，多因腹中之痛，正所谓月内小儿盘肠气痛是也。因视其腹，已果胀满，肚上青筋累

① 臭萸：即吴茱萸。
② 举子：生子。

累，随用灯火淬之，其哭稍定。更悟此儿因乃父秀章自患气阻之病，曾效四磨汤饮者，余前案中已发明之，斯儿亦禀受此根，仍与四磨饮以散结气，更因大便甚坚，用酒大黄水磨以下其腹中之气，不致久羁脏腑，一服悉安。后数日治许发科之子，方月，悉同此证，但多有呕乳一病，乃脏腑阴阳不和，升降未顺，是胎寒之属，以指迷七气汤，母子同服而愈。

指迷七气汤

青皮 桔梗 半夏 益智 甘草 陈皮 莪术 肉桂 丁香 藿香 香附 生姜 红枣

上㕮咀，水三碗煎至一碗，母子同服。

陈庶凡之子，素禀木火阴亏体质，及周时当季夏，每多夜啼，渐至口糜舌烂，唇红齿燥，面白颊赤，小便赤短，时忽惊叫，微有搐掣。用尽石膏、竹叶、芩、连、木通之药，苦寒叠进，其火愈盛。前医束手辞去，庶凡来寓请救。余视之，果属火症，并无他岐，前医之药，种种皆是。然凉之不效，乃太仆[1]所谓大热而甚，寒之不寒，是无水也，当滋其肾。况此儿阴亏之质，纯阳之姿，内火发外之症，岂六淫外入之疾者比？以六味地黄汤、生脉散，数服而安。

---

① 太仆：即王冰，号启玄子，中唐人，有《黄帝内经素问注》，曾任太仆令，因称。

答问

门人问曰：昨视一小儿，起自烦渴吐泻。他医误认为火，妄用芩、连、栀子之药，已服两剂，其泄少止，更加厥逆昏睡。脉得沉涩，面唇俱白，明是无火之症，投附桂理中下咽，反大泻如倾不止，即毙。岂苗窍脉息不足以为据耶？答曰：连服寒药，其泄既减，若果热症，自当人事清爽，安得厥逆昏睡耶？明是阳气竭绝。由此可明寒药大过，窒塞中焦，所进寒药，未能转输，如天寒地冻，水不流行，今骤进热药，阳气通行，如开冰解冻，决江疏河，促之而下。奈气已先亏，不能上吸，宁不随泻而下脱乎？此寒则凝，热则流，乃医门之要义也。

一得集附

消渴腹胀

徐心田乃郎，年仅七龄，时值六月，患消渴病，日夜不宁。诸医称为实火，叠进芩、连、膏、知之属，渴愈甚，溺愈多。更医，见小溲清利，唇舌亦淡，连投八味地黄汤，燥渴愈甚。延余视时，病势已深，望其四肢消瘦，腹胀如鼓，因思三消水火之病，断无腹鼓之症，此必脾胃病也。幼读濒湖[1]《纲目》曾引《夷坚志》[2]治奇疾，有

---

① 濒湖：即李时珍，字东璧，晚年自号濒湖山人，因称。

② 夷坚志：宋代洪迈所著志怪小说集。

消渴因虫之患，询之此儿素啖瓜[1]果，内必生虫。虫在胃脘，吸其津液，故口中发渴；饮水致多，土困弗制，小溲遂多。理当补土制虫。处方以白术为君，兼以使君、金铃、胡连、川椒、乌梅、厚朴酸苦辛辣之味，只服二剂，下虫十有余条，消渴顿止，腹鼓亦消，以异功散调理而安。

呕吐泄泻

傅风翔之子，夏月吐泻口渴，身热无汗，手足时冷。余知脾胃素虚，连投六君子汤，更加烦躁，唇红舌刺，四肢发厥，所泄迸迫如箭，粪色形如鹜溏。余思此症唇红舌刺，身热似火，而粪溏肢厥又类于寒，寒热错杂之症，其中必有伏匿之情，决非一途可治。再为详审，见其躁时似有惊惕，粪色逾时变青，乃知脾胃久虚，加以风热内炽，不能外达，以致抑郁不舒，肝风乘虚侮土，而为挥霍撩乱，致成此候。若非补土解肌，势必强者莫制，弱者将绝，不变痉逆不已也。于是以四君子汤补脾扶胃为主，佐以葛根、防风、丹皮、灶土诸味，解肌疏风，升阳散火，是日连进二剂，果然遍体红赤，喜人搔痒，发热如烙，时忽战栗。其家见儿躁扰不宁，议为药病不对，天未晓，复专人来寓，请余易方。余曰：病已愈矣。此症先是风邪内攻，今已外达，正为可喜，当用

① 瓜：原作“花”，据文义改。

原方再进一剂，诸症必除。随进一剂，果然微汗，热退红消，及睡醒时则诸态如失。此与先君治陈元东风火内伏一案相同见风火门首案。

述治慢脾

李阳昇幼子，方六岁，疟后恶食。医以伤食治之，遂至颗粒不入，聊以糕饼度日，渐至肌肤瘦削，始延余治。见其面色浮黄，唇舌白，指纹淡淡，推之不动，确知脾胃大伤，慢症已成。以六君子加干姜二剂，服之如故。再以原方重用白术二剂，饮食渐进，神气稍爽。越三日复视，头垂涎流，呻吟不已，安危只在呼吸。余愕然问故，渠母下泪谓曰：数月以来，时现寒热，总因疟未尽除。近日腹痛，必因糕饼之滞，昨进神曲一盏，干呕作泄，腹痛尤甚，自此呻吟不已，不识尚可治否？余曰：脾胃已困，仓廪久虚，温补尚恐不及，反用神曲苦辛开降，呕泄安得不至乎？姑以大剂附子理中汤，希图救援。即于方末批云：小儿脾胃久败，火土交伤，呕唠厥逆，难许生机。渠家见余言急切，复延幼科，谓唇红腹痛，火积为患，用胡连、使君一派苦寒破气之药，是夜神气壮旺，腹痛求食，食方下咽，喉响痰鸣而殇。嗟嗟！此儿如已落井，而又下之以石，岂慈幼保赤[1]之心哉？夫唇红者，脾败真形露也；头垂者，真阳衰竭也。种种败症，目所共睹，奈何以唇红之

① 赤：赤子，指幼儿。

假症，立火积之妄名，哕泄呻吟，置之不讲，头垂涎流，置之不究，可胜叹哉！请详幼科夏氏[1]之论，以明斯症之误，始见余言之不谬也。

① 夏氏：指夏禹铸。

刘绍基跋

基自弱冠受业映庐夫子门下，学夫子学，心夫子心，宜有以传夫子也。顾赋性鲁钝，自少至壮，迄无所成。迨夫子云亡[1]，学愈荒，心愈塞，直不啻置身门外者。昨岁杏园三世兄纂集夫子医案，而以钞录委任于基。基既乐夫子医学可永其传，又乐杏园兄善为继述，有以慰夫子于地下，于是孜孜研席[2]，穷再岁之力。凡其字迹剥蚀难辨者，悉为揣摩添补，八易稿而书乃成。呜呼！以夫子医学之精，治验之神，当此兵戈扰攘而得成其书，以传于后，谓是天之厚爱吾夫子固也，而岂徒厚爱吾夫子已哉！

受业刘绍基谨跋

① 云亡：去世。典出《诗经·大雅·瞻卬》。
② 研席：砚台与坐席，指学习。

汪士珩跋

映庐夫子，珩姨表叔父也。珩兄弟九，珩行二，先父特钟爱，知夫子精医理，俾珩受业门下。其时夫子季弟启明者，与珩同笔砚，读《灵枢经》夜辄数十行，夫子亦深夜督课，不间寒暑。珩羡启叔之敏，而感夫子之勤，益奋力于经旨，恒偕启叔挑灯彻晓，夫子为之欢甚。亡何[1]，启叔体弱肝强，因劳致疾，遂以不起，夫子大恸曰：是天丧予也！自是珩独侍门下，阅三十余载。有延珩治病者，夫子示曰：病欲十全，入门只先求无过；肱当三折，斯时莫道学有功。呜呼！斯语也，岂独珩当永志[2]哉！间尝观夫子临症，始或蹙额，继乃舒颜，其慎重为何如也。迨道光辛卯，始有《得心集》之著，每一临症，必书之册，置诸箧中，不下盈千累万。咸丰丁巳，惨遭兵燹，夫子悲愤弃世，集亦散佚过半。大嗣君时若专举子业，惟三嗣君杏园侍学有年，克承先业，惧夫子著述湮没，爰与珩及同门绍基汇集抄出，取其已效于世，堪为准绳者，编成六卷，并附杏园《一得集》数十余案于后。我夫子失之弟而得之子，天何尝丧夫子哉？珩既沐夫子训迪深恩，又忝襄校之末，敢附数语，以志渊源一脉耳。

受业汪士珩谨跋

---

① 亡何：无何，即不久。

② 志：记。

谢甘霖跋

窃忆丁巳遭乱，先君忧愤弃世，检点行囊，医案累累，呜呼！音容杳矣，手泽犹存，幸耶？悲夫？夫医凡利于人者可以传，矧利人奕世[①]，宜奕世并传。霖家自先曾大父士骏公弃儒就医，兼通数学，著有《医学数学说》，先大父职夫公继其业，亦善卜，著有《医卜同源论》，迨先君映庐府君[②]，医阅三世，著述益富。《得心集》其初稿也，先君尝谓霖曰：异日者是集可附祖父，称《医学三世录》，意深远矣。亡何兵燹叠至，时事顿非，向所谓《三世录》者，先曾大父之《医学数学说》失矣，先大父之《医卜同源》又失矣，存者惟府君是集耳。顾亦散逸过半，棼[③]如乱丝脱并，此久而湮没，霖罪滋大。霖兄弟四，其二与四皆新故，惟三弟甘澍侍学有年，克守先业。去年春，亟命纂辑编次，而请勘于金溪孝廉姜真吾、明经[④]赵省庵，皆博学通医，与霖为世交，知先君深，先君亦雅契[⑤]之，固知责有难谢，亦心所乐从也。十阅月而稿粗定，十一阅月而门类标题告成，案计二百五十余首，兼述治答

① 奕世：累世。

② 府君：对已故父亲的尊称。

③ 棼（fén 焚）：纷乱。

④ 明经：清代对贡生（由地方推荐到国子监读书的生员）之称。

⑤ 雅契：很是投合。

问，按类分附。缮写既竣，三弟澍亦参差附《一得集》于分类之末，以为流泽一证。呜呼！奕世医学，利人多矣，即合先代，并传何负？顾只此戋戋[①]劫灰余烬，慰府君万分之一于地下，幸耶？悲夫？

男甘霖谨识

① 戋（jiān 尖）戋：形容少。

谢甘澍跋

医案者，医士据证议病，治验昭著，可为法于后世，犹老吏断狱，理法兼备，可永著为例也。先考①映庐府君，承先代两世医学之传，托业五十余年，临症四十余载，读医书三百余家，一折衷②于经旨，不以偏僻任其治，不以坚执行其意，故凡经验之症，无不洞情中理，动合古法。然亦有非古法所能囿者，殆所谓读书能化③，因时以制其宜乎？道光辛卯岁饥，时疫大作，诸医专事发表攻里，多致不起。先君独谓荒年肠胃空虚，何堪攻伐？宜于温补托邪，一时活人无算。金溪邑侯④胡惺夫先生尝亟称之，曰：谢公能得病情而医理通彻，故治皆合法。厥后解组，以“妙手仁心”四字榜其室，所以志爱慕者綦至⑤。是知医贵学问，尤资通变，而又非可轻心为也。澍幼侍先君，日受望闻问切之训，及察其审病决治，如士子为文，必将前后反正推勘无遗，而后直捣中坚，刊落群言⑥，用心亦良苦哉！先君座右铭云：下笔虽完宜复想，用心已到莫多疑。

---

① 先考：对故去父亲的称呼。

② 折衷：取正。

③ 化：融会贯通。

④ 邑侯：对知县的敬称。

⑤ 綦（qí旗）至：接踵而至。綦，足迹。

⑥ 刊落群言：谓不顾庸俗之议论。

其自勖①也正可自见。今者叠遭兵燹，先代著述遗失殆尽，惟先君《得心集》尚存，然亦散佚过半。长兄甘霖惧其久而湮没，谓澍仰承先业，略知先君医学渊源，命纂集案稿，已经裘葛再更②，裒然③成帙，固将藏之家塾，以示孙子，未敢遽以问世。然而道之所寄，无微弗彰；业之所成，有目共赏。是案也，其可法于后世否也，果如断狱者之可永著为例否也，当必有能辨之者。

男甘澍谨识

---

① 勖（xù 序）：勉励。

② 裘葛再更：谓经历有年。裘，冬衣，指冬季。葛，葛布所制的夏衣，指夏季。

③ 裒（póu 剖）然：聚集貌。

谢甘棠跋

上《得心集》六卷，先伯父映庐府君遗稿也。伯父幼颖异，好读书。家落，弃儒术，继先代业，遂肆力于岐黄诸书，问医者日踵其门，治之辄奏奇效。暇则取所得于心者，悉编之册。兵燹后，惧散佚不复存。三兄杏园谋梓于世，棠蒙伯父爱，幼善病，五六岁体尤弱，种痘时伯父多投参附诸药，体为之变。尤喜棠读书，每于解馆[①]归，辄课棠以诗文，其玉成夫棠者盖如此。今《得心集》告成，棠可无一言哉！敢谨附数语于简末。

侄甘棠谨识

① 解馆：塾中休假，或被主家解聘。

校注后记

《得心集医案》，清代医家谢星焕著，全书六卷，载医案二百五十余则，其书有案有论，理法赅备，方药平实，医理阐述独到深刻，颇有指导与参考价值。

一、书名

书稿初成名曰《得心集》，姜演序称："题曰《得心集》，得乎心斯应乎手，固先生本意也。"咸丰十一年辛酉（1861），浒湾旧学山房以《谢氏医案》为书名初次刊行。其后有清咸丰十一年辛酉（1861）浒湾延寿堂刻本、清光绪二十五年己亥（1899）禅山天宝楼刻本，皆名《得心集医案》。

二、作者与成书

谢星焕（？—1857），字斗文，号映庐，江西南城人。从《得心集医案》序跋得知，谢氏出身医学世家，祖父士骏、父亲职夫，均通儒精医。谢星焕先习举子业，攻读儒书，后转学医，儒学素养深厚，学识渊博，故能深究医理，通晓各家。谢甘澍跋曰："托业五十余年，临症四十余载，读医书三百余家。"姜演序曰："俎豆《内经》，鼓吹仲景，襟带李刘，炉冶喻薛，几于有书皆我，无古非今。”可知谢映庐于医学理论与实践皆能博采众长，推陈出新。谢氏虽然诊务繁忙，然于治验案例多有记叙，并辑录成书，“所治验各症，存案不下千余条，题曰《得心集》”。该书于谢氏生前未刊行，门人汪士珩跋言：“迨道光辛卯，始有《得心集》之著，每一临症，必书之册，置诸箧中，不下盈千累万。咸丰丁巳，惨遭兵燹，夫子悲愤弃世，集亦散佚过半。”可知道光辛卯年(1831)，始有《得心集》初稿，然而在咸丰丁巳年(1857)，因战乱使《得心集》初稿散佚过半，谢映庐亦于同年辞世。

四年后，谢氏三子甘澍对《得心集》残稿进行整理编纂，“凡其字迹剥蚀难辨者，悉为揣摩添补，八易稿而书乃成（刘绍基跋）”，并附谢甘澍《一得集》数十余医案于各门之末，名为《谢氏医案》，于咸丰十一年辛酉(1861) 由江西金溪浒湾旧学山房刊行，遂得以流传。金溪乡绅赵承恩、姜演，门人刘绍基、汪士珩，其子谢甘霖、谢甘澍，其侄谢甘棠，其孙谢恩洪都对该书的编辑整理作出了贡献。

三、主要内容

《得心集医案》共六卷，载案 250 余则，所治病证主要有三大类，一是危重病证，二是疑难病证，三是经他医失治误治病证。卷首列遗像、像赞、序文、凡例等。卷一至卷六为医案，卷下分门，凡21门。各门先列医案，后附所用方药，各方在方名下叙功用主治、组成、制法、服法等。每案病因、病机、辨证、立方均有详细论述，尤对伤寒、中风、癃闭、冲逆、淋浊、产后、幼科惊风等病证有独特见解。各有关门后间叙答问、述治，主要为辨治某一病的理论探讨，以相互启发。门后或附《一得集》治验数则。

底本卷首有谢映庐画像1幅。像赞4篇为姜演、胡业恒、吴谦、许廷桂题写。序文7篇由姜演（真吾）、赵承恩（省庵）、黄春魁（补之）、李霖、王敬遵、王禹绪、黄家驹（天宝楼刻本）所撰。凡例分叙伤寒、虚寒、内伤、痿证、中风、风火、痰饮、便闭、癃闭、吐泻、冲逆、肿胀、疟症、头痛、诸痛、淋浊、杂症、产后、痉痫（痉厥、痫厥）、小儿，共20条。

卷一列伤寒门24条，中风门14条（附虚风、肝风），头痛门6条。

卷二列虚寒门9条，内伤门19条，痿证门12条，痫厥门7条。

卷三列便闭门二便不通6条，癃闭门小便不通6条，吐泻门9条（附下痢红白症、回阳灯火图），风火门4条，痰饮门5条，疟症门12条，肿胀门13条。

卷四列冲逆门噎膈、呕呃、气急冲咽11条，诸痛门手足肩臂肘膝腰胁心腹16条，淋浊门2条，杂症门9条。

卷五列产后门17条。

卷六列小儿痉厥门12条，霍乱门36条（附消渴、哮喘、目盲、啼哭）。

书后有5篇跋文，分别为刘绍基跋、汪士珩跋、谢甘霖跋、谢甘澍跋、谢甘棠跋。

四、版本考略

1. 馆藏概况

《全国中医图书联合目录》（下文简称《联目》）、《中国中医古籍总目》（下简称《总目》）所载《得心集医案》主要版本有5个，《总目》11473条载该书："《得心集医案》，六卷，（清）谢星焕（映庐）撰"，具体情况如下：

（1）清咸丰十一年辛酉（1861）浒湾延寿堂刻本（简称"延寿堂刻本"），藏于中国医学科学院图书馆、中国中医科学院图书馆、中国中医科学院中国医史文献研究所、故宫博物院图书馆、军事医学科学院图书馆、北京中医药大学图书馆、首都医科大学图书馆、天津市医学科学技术信息研究所、天津中医药大学第一附属医院图书馆、河北医科大学图书馆、山西省图书馆、中国医科大学图书馆、中华医学会上海分会图书馆、上海第二医科大学图书馆、上海中医药大学图书馆、南京图书馆、安徽中医学院图书馆、宁波市图书馆、浙江中医药大学图书馆、湖南省图书馆、福建省图书馆。

（2）清光绪二十五年己亥（1899）佛山镇天宝楼刻本（简称“天宝楼刻本”），藏于北京中医药大学图书馆、天津中医药大学图书馆、山东中医药大学图书馆、陕西中医药大学图书馆、长春中医药大学图书馆、广东省立中山图书馆、中山大学图书馆、广州中医药大学图书馆。

（3）清光绪旧学山房刻本，藏于上海辞书出版社图书馆、上海中医药大学图书馆、苏州市图书馆、浙江省中医药研究院。

（4）清刻本，藏于广西壮族自治区桂林图书馆、广州中医药大学图书馆。

（5）《珍本医书集成》本，绍兴裘庚元收于《珍本医书集成》第十二册医案类。

2. 版本考辨

《联目》《总目》所载现存最早版本为延寿堂刻本。笔者所见为中华医学会上海分会图书馆馆藏“清咸丰十一年辛酉（1861）浒湾延寿堂刻本”，该版本保存完好、卷帙完整、字迹尚清晰。全书由书名页、作者遗像、像赞、序文、凡例、目录页、卷名页、正文和跋组成。书名页第一页右上手书“卷首、序目”，左上为“谢氏医案”四个大字，下为“第一册”三个小字，亦为手书。第二页正中楷书大字刻题“谢氏医案，右上题“盱南谢映庐先生著”，左下题“旧学山房藏板”。第三页正中为篆字，大字刻题

“得心集医案”。第四页正中双行楷书题记“咸丰辛酉仲冬敬刊”。第五页为作者遗像，右上篆字题记“谢映庐先生遗像”。像赞4篇，为姜演、胡业恒、吴谦（子益）、许廷桂题写。序文6篇，为姜演（真吾）、赵承恩（省庵）、黄春魁（补之）、李霖、王敬遵、王禹绪（舜臣）所撰，均为手抄楷书或行草。许廷桂像赞及前4篇序文末均盖有作者姓名、字号的阴、阳文印章各一枚。序文每半页5~7行不等，每行14~17字不等。凡例、目录、正文、跋文为正楷雕版，仅甘棠跋为手抄行草。一至六卷均在卷首题记“南城谢星焕映庐甫著，金溪赵省庵先生、姜真吾先生校定，门人刘绍基（莲溪）、汪士珩（节渠）同校，男甘霖（时若）、甘澍（杏园）纂辑，侄甘棠（憩亭）编次，孙恩洪誊稿”。正文每半页8行，行字不一，满行22字，分大小字，大字单行，注文小字双行，行字数同。四周双边，序文、正文及跋文无界行，目录页有7条交界格，版心花口，单黑鱼尾，上记书名，中间记卷次，下记页次。跋5篇，为刘绍基、汪士珩、谢甘霖、谢甘澍、谢甘棠所撰。延寿堂刻本每卷前有手书卷名页，共6页，书写格式统一，内容与雕刻版卷名页相同。该刻本首页即为手写体，右上题“卷首、序目”，右上大字题写“谢氏医案，第一册”。由于“谢氏医案，第一册”与“卷首、序目”对应，因此，医案正文六卷中第五卷没有手写体卷名页。笔者推测这6页手写体卷名页应为谢映庐亲笔，初次刊刻时收入，以为纪念。该版本个别处存在字号大小不均，文字漫漶不清或错讹不通者等情况，甚至有整块版片前后倒置的错误，如“分卷目录”置于“卷首”之后，“分门总目”插入“分卷目录”之间。虽然如此，该版本还是基本上保存了原书内容，目前流传于世的《得心集医案》印本皆以此版本为祖本，为后人整理研究该书提供了最基本的依据。

详细比对延寿堂刻本与天宝楼刻本，发现这两种印本实属同一版本在不同时期的复印本，其在版式、字体等特征，以及题记、体例、内容、序跋等均完全一致。不同之处有，天宝楼刻本增补了咸丰辛酉年黄家驹序文。可能因为重印时版片有缺损，或是在流通的过程中颠倒了相关顺序，天宝楼刻本卷首遗像、像赞、跋文、序文次序错乱。其中谢甘棠跋缺 1 页，残余 1 页置于全书首页。遗像置于四篇像赞之间，跋文置于序文之前。

其后的清光绪旧学山房刻本、清刻本、《珍本医书集成》，均以延寿堂刻本为底版。根据上述考证结果，此次整理以清咸丰十一年辛酉（1861）浒湾延寿堂刻本为底本，以清光绪二十五年己亥（1899）禅山天宝楼刻本为主校本。

另延寿堂刻本扉页第二页正中楷书大字刻题“谢氏医案”，右上题“盱南谢映庐先生著”，左下题“旧学山房藏版”。据考，谢星焕家乡江西浒湾印书业自康熙中后期名噪天下，历百余年繁荣而不衰，全盛时期书店堂号约60余家，其中旧学山房为浒湾谢甘盘所筑，从咸丰至光绪，从业50年以上，以刻印《天佣子全集》《太平寰宇记》《谢文贞公文集》等流传后世的版本而著名。笔者据上述资料推测，谢甘盘应为谢星焕宗亲，与谢星焕子侄甘霖、甘澍、甘棠同辈。谢星焕医案书稿初成，名曰《得心集》，后经其子甘澍整编成书，仍名《得心集》。1861年，由谢甘盘创办的浒湾旧学山房以“《谢氏医案》”为名梓行，是为“清咸丰十一年辛酉（1861）浒湾旧学山房刻本”，该版本书末卷六终下刻有“浒湾乡会友堂刷订”字样，笔者经过查询，未找到“会友堂”相关信息，推测作者谢星焕的堂号可能是“会友堂”，进而可判断《谢氏医案》清咸丰十一年辛酉（1861）浒湾旧学山房刻本应为《得心集医案》初刻本，现已佚。其后，浒湾延寿堂以《谢氏医案》旧学山房藏版为祖本，更名为《得心集医案》，于清咸丰十一年辛酉（1861）重新刊印，是为现存最早版本。再则，现代研究文献发现《谢映庐医案》序文皆曰7篇，实际上延寿堂刻本分卷目录虽亦记载序文7篇，实则仅有前6篇，天宝楼刻本补入黄家驹序文后始有7篇，这也从一个侧面印证延寿堂刻本并非《得心集医案》初刻本。

《联目》《总目》所载“清光绪二十五年己亥（1899）佛山镇天宝楼刻本”与笔者寓目之陕西中医药大学馆藏

“清光绪二十五年天宝楼刻本”有异，后者书名页正中楷书大字刻题“得心集医案”，右上题“谢星焕映庐先生甫著”，左下题“禅山天宝楼藏板”，上栏以上横排刻有“光绪己亥年新镌”字样，关于“佛山”与“禅山”之异及其关系，经笔者查询，未见相关资料，其来源暂不可考。

五、学术特色

1. 尊奉医经之典

《得心集医案》尊崇经典，尤重《内经》，全书引《内经》40余条，另有《素问》《灵枢》数条。对张仲景亦极为推崇，全书引“仲景”约50条，所用之方亦多仲景方，可知作者推崇仲景之学。

2. 推重嘉言之学

《得心集医案》推崇喻嘉言之学，全书引用喻嘉言之语最多，其“凡例”即称“至若燥气焚金，五心潮热，悉本嘉言《秋燥论》治法”；“喻嘉言增谓培养、招纳二法，而亦不外补养、升举两端。后人仿用得宜，可应无穷之变”；“阴火上冲，咽喉肿痛，则仿喻嘉言偷关之法”。案中亦多引喻嘉言之语，使用喻嘉言之方如清燥救肺汤、进退黄连汤，前加“嘉言”二字，可见尊崇之深。

3. 重视病机辨证

《得心集医案》所列诸病以病机为名者居多，如头痛门肝肾阴虚、清阳不升、痰火上攻等，痿证门肺热叶焦、火烁金伤、风火内淫、表里风热等，痫厥门内热生风、风火内淫、寒痰堵塞、肝火生风等，癃闭门独阳不化、湿热内阻、木郁不舒等，疟症门独热无寒、寒少热多、饮食伤胃、元气不足、风温暑热、淫气痹肺等。可见其重视病机辨证，而把握病机是确定治疗方案的关键。亦有以症状为题者，如内伤门五心潮热、寒热如疟、咳嗽喘促等，以病名为题者，如风火门缠喉风，杂症门中消、脚气、肠痈等。

4. 善于阐说医理

《得心集医案》虽为医案之书，但重视医理的辨析。其案有插入长篇论述者，如误下呕泄、温热传变；有案论结合，将医案穿插于医论中者，如“水气头汗”为一则医论，其中穿插傅金生案；有的则专为论医而非医案，如与龚渔庄先生论头风原委治法书；有先案后论者，如寒毒中脏。总之，《得心集医案》非单纯医案之书，而是案论结合、通过医案阐述医理之书。

5. 方药经典平实

《得心集医案》所用方药多为经典方、常用方，其中经方如竹叶石膏汤、半夏泻心汤、五苓散、附子泻心汤、温胆汤、大柴胡汤、麻黄汤、麻黄连翘赤小豆汤、桃仁承气汤，六朝隋唐方如犀角地黄汤、五积散，宋元方如逍遥散、藿香正气散、龙胆泻肝汤、六味地黄丸、茯苓丸、升阳益胃汤、升阳散火汤，明清方如景岳赤金豆、嘉言进退黄连汤，皆属平实之方，可见其遣方用药崇尚经典，毫无立异矜奇。

附录

黄家驹序[①]

范文正公云：不为良相，便为良医。医之调剂阴阳与相之燮理阴阳，固殊途同辙，而为生民所倚赖者也，然精其术者实难，吾邑映庐先生其庶几[②]乎。余少时与先生冢嗣[③]君时若[④]茂才为文字交，深相契洽，每道家常，藉悉先生以贫故弃儒，绍[⑤]前人医，克精其业，余心仪久之。未几红羊劫[⑥]起，先生忧愤以没，余遂以不获亲炙为憾。戊午秋，余奉大府[⑦]檄办建昌[⑧]军务。先生季嗣杏园关心时事，帷幄指陈，机宜悉合，余益敬爱之。今冬应制军[⑨]召，道出浒湾，杏园以先生所著《得心集医案》见示，凡六

---

① 黄家驹序：此序底本无，天宝楼本在王禹绪序后，今附于后，以备参考。

② 庶几：差不多。

③ 冢嗣：嫡长子。《国语·晋语三》韦昭注："冢嗣，太子也。"

④ 时若：即谢甘霖，字时若，谢星焕长子。

⑤ 绍：继承。

⑥ 红羊劫：国难。典出唐代殷尧藩《李节度平虏诗》。此指当时南方太平天国起义。古人以为丙午、丁未年易发生灾祸。丙丁为火，色红，未属羊，故称。

⑦ 大府：上级官府。明清时亦称总督、巡抚为"大府"。

⑧ 建昌：建昌府，府治在南城（今江西南城）。

⑨ 制军：明清时期对总督的敬称。

卷，别类分门，共二百数十余案，杏园又附己所著《一得集》于后。余不知医，然展诵再三，缕晰条分，头头是道，知先生之独擅神奇，名不虚立，而杏园医学渊源，法古不泥古，其得力于庭训者深，故其言亦足为世取，则知杏园者即知先生也。方今军务未平，疮痍待拯，立功立言，俱垂不朽，先生之言既传先生之名，从此不朽矣！若夫入孝出弟[1]，言信行果，诸大端皆闾里共见共闻，无烦余之阿[2]所好也。是为序。

咸丰辛酉仲冬月乡愚侄黄家驹谨撰

① 入孝出弟：谓孝顺父母，友爱兄弟。

② 阿（ē 屙）：偏袒。

总 书 目

医　　经

内经博议
内经提要
内经精要
医经津渡
素灵微蕴
难经直解
内经评文灵枢
内经评文素问
内经素问校证
灵素节要浅注
素问灵枢类纂约注
清儒《内经》校记五种
勿听子俗解八十一难经
黄帝内经素问详注直讲全集

基础理论

运气商
运气易览
医学寻源
医学阶梯
医学辨正
病机纂要
脏腑性鉴
校注病机赋
内经运气病释
松菊堂医学溯源
脏腑证治图说人镜经
脏腑图书症治要言合璧

伤寒金匮

伤寒考
伤寒大白
伤寒分经
伤寒正宗
伤寒寻源
伤寒折衷
伤寒经注
伤寒指归
伤寒指掌
伤寒选录
伤寒绪论
伤寒源流
伤寒撮要
伤寒缵论
医宗承启
桑韩笔语
伤寒正医录
伤寒全生集
伤寒论证辨
伤寒论纲目
伤寒论直解

伤寒论类方

伤寒论特解

伤寒论集注（徐赤）

伤寒论集注（熊寿试）

伤寒微旨论

伤寒溯源集

订正医圣全集

伤寒启蒙集稿

伤寒尚论辨似

伤寒兼证析义

张卿子伤寒论

金匮要略正义

金匮要略直解

高注金匮要略

伤寒论大方图解

伤寒论辨证广注

伤寒活人指掌图

张仲景金匮要略

伤寒六书纂要辨疑

伤寒六经辨证治法

伤寒类书活人总括

张仲景伤寒原文点精

伤寒活人指掌补注辨疑

诊　　法

脉微

玉函经

外诊法

舌鉴辨正

医学辑要

脉义简摩

脉诀汇辨

脉学辑要

脉经直指

脉理正义

脉理存真

脉理宗经

脉镜须知

察病指南

崔真人脉诀

四诊脉鉴大全

删注脉诀规正

图注脉诀辨真

脉诀刊误集解

重订诊家直诀

人元脉影归指图说

脉诀指掌病式图说

脉学注释汇参证治

针灸推拿

针灸节要

针灸全生

针灸逢源

备急灸法

神灸经纶

传悟灵济录

小儿推拿广意

小儿推拿秘诀

太乙神针心法

杨敬斋针灸全书

本　草

药征
药鉴
药镜
本草汇
本草便
法古录
食品集
上医本草
山居本草
长沙药解
本经经释
本经疏证
本草分经
本草正义
本草汇笺
本草汇纂
本草发明
本草发挥
本草约言
本草求原
本草明览
本草详节
本草洞诠
本草真诠
本草通玄
本草集要
本草辑要
本草纂要
识病捷法
药性提要
药征续编
药性纂要
药品化义
药理近考
食物本草
食鉴本草
炮炙全书
分类草药性
本经序疏要
本经续疏证
本草经解要
青囊药性赋
分部本草妙用
本草二十四品
本草经疏辑要
本草乘雅半偈
生草药性备要
芷园臆草题药
类经证治本草
神农本草经赞
神农本经会通
神农本经校注
药性分类主治
艺林汇考饮食篇
本草纲目易知录
汤液本草经雅正
新刊药性要略大全

淑景堂改订注释寒热温平药性赋

方书

医便
卫生编
袖珍方
仁术便览
古方汇精
圣济总录
众妙仙方
李氏医鉴
医方丛话
医方约说
医方便览
乾坤生意
悬袖便方
救急易方
程氏释方
集古良方
摄生总论
摄生秘剖
辨症良方
活人心法（朱权）
卫生家宝方
见心斋药录
寿世简便集
医方大成论
医方考绳愆
鸡峰普济方
饲鹤亭集方
临症经验方
思济堂方书
济世碎金方
揣摩有得集
亟斋急应奇方
乾坤生意秘韫
简易普济良方
内外验方秘传
名方类证医书大全
新编南北经验医方大成

临证综合

医级
医悟
丹台玉案
玉机辨症
古今医诗
本草权度
弄丸心法
医林绳墨
医学碎金
医学粹精
医宗备要
医宗宝镜
医宗撮精
医经小学
医垒元戎
证治要义
松厓医径
扁鹊心书

素仙简要
慎斋遗书
折肱漫录
济众新编
丹溪心法附余
方氏脉症正宗
世医通变要法
医林绳墨大全
医林纂要探源
普济内外全书
医方一盘珠全集
医林口谱六治秘书

温　　病

伤暑论
温证指归
瘟疫发源
医寄伏阴论
温热论笺正
温热病指南集
寒瘟条辨摘要

内　　科

医镜
内科摘录
证因通考
解围元薮
燥气总论
医法征验录
医略十三篇
琅嬛青囊要
医林类证集要
林氏活人录汇编
罗太无口授三法
芷园素社痎疟论疏

女　　科

广生编
仁寿镜
树蕙编
女科指掌
女科撮要
广嗣全诀
广嗣要语
广嗣须知
孕育玄机
妇科玉尺
妇科百辨
妇科良方
妇科备考
妇科宝案
妇科指归
求嗣指源
坤元是保
坤中之要
祈嗣真诠
种子心法
济阴近编
济阴宝筏
秘传女科

秘珍济阴

黄氏女科

女科万金方

彤园妇人科

女科百效全书

叶氏女科证治

妇科秘兰全书

宋氏女科撮要

茅氏女科秘方

节斋公胎产医案

秘传内府经验女科

儿　　科

婴儿论

幼科折衷

幼科指归

全幼心鉴

保婴全方

保婴撮要

活幼口议

活幼心书

小儿病源方论

幼科医学指南

痘疹活幼心法

新刻幼科百效全书

补要袖珍小儿方论

儿科推拿摘要辨症指南

外　　科

大河外科

外科真诠

枕藏外科

外科明隐集

外科集验方

外证医案汇编

外科百效全书

外科活人定本

外科秘授著要

疮疡经验全书

外科心法真验指掌

片石居疡科治法辑要

伤　　科

正骨范

接骨全书

跌打大全

全身骨图考正

伤科方书六种

眼　　科

目经大成

目科捷径

眼科启明

眼科要旨

眼科阐微

眼科集成

眼科纂要

银海指南

明目神验方

银海精微补

医理折衷目科
证治准绳眼科
鸿飞集论眼科
眼科开光易简秘本
眼科正宗原机启微

咽喉口齿

咽喉论
咽喉秘集
喉科心法
喉科杓指
喉科枕秘
喉科秘钥
咽喉经验秘传

养　　生

易筋经
山居四要
寿世新编
厚生训纂
修龄要指
香奁润色
养生四要
养生类纂
神仙服饵
尊生要旨
黄庭内景五脏六腑补泻图

医案医话医论

纪恩录
胃气论
北行日记
李翁医记
两都医案
医案梦记
医源经旨
沈氏医案
易氏医按
高氏医案
温氏医案
鲁峰医案
赖氏脉案
瞻山医案
旧德堂医案
医论三十篇
医学穷源集
吴门治验录
沈芊绿医案
诊余举隅录
得心集医案
程原仲医案
心太平轩医案
东皋草堂医案
冰壑老人医案
芷园臆草存案
陆氏三世医验
罗谦甫治验案
临证医案笔记
丁授堂先生医案
张梦庐先生医案

养性轩临证医案

养新堂医论读本

祝茹穹先生医印

谦益斋外科医案

太医局诸科程文格

古今医家经论汇编

莲斋医意立斋案疏

医　史

医学读书志

医学读书附志

综　合

元汇医镜

平法寓言

寿芝医略

杏苑生春

医林正印

医法青篇

医学五则

医学汇函

医学集成

医学辩害

医经允中

医钞类编

证治合参

宝命真诠

活人心法（刘以仁）

家藏蒙筌

心印绀珠经

雪潭居医约

嵩厓尊生书

医书汇参辑成

罗氏会约医镜

罗浩医书二种

景岳全书发挥

新刊医学集成

寿身小补家藏

胡文焕医书三种

铁如意轩医书四种

脉药联珠药性食物考

汉阳叶氏丛刻医集二种